専門医が教える

歯を健康にしてアンチエイジングを手に入れる方法

日本抗加齢医学会専門医
上村英之

現代書林

はじめに

皆さんにとって「歯科医院」とはどんな存在でしょうか？　またどんなときに来院していますか？

こんな質問をさせていただくのには、理由があります。

・虫歯ができたから
・親知らずが痛むから
・歯がグラグラするから
・歯肉炎になったから
・歯並びが気になるから

このような理由で来院される方がほとんどだと思います。

ただ、ここ数年の医学の進歩で歯と全身の健康と美容には深い相関関係があることが分かってきました。

本書のタイトルをご覧になって「歯とアンチエイジングって関係あるの?」と思った方は多いと思います。

詳しくは本書の中でたっぷりとお話しさせていただきますが、歯を含む口の健康はとても大切です。

歯の喪失は、栄養摂取に悪影響を及ぼします。また、歯がなくなって噛めなくなると炭水化物主体の食事が多くなり、糖尿病や脳の血液量が減少して認知症に繋がることもあります。また、歯周病になると、様々な全身疾患の原因にもなるのです。

見た目のアンチエイジングの観点からも同じことが言えます。

歯が抜けると口の周りにシワが増えたり、よく噛めないことで顔の筋肉が衰えてたるんで見えたり、見た目の印象を大きく左右します。

このように口の健康は、単に「虫歯や歯周病がある、ない」の問題ではありません。健康的に美しく歳を重ねる「ウェルエイジング」に欠かせない重要な要素だと言えるでしょう。

いつまでも若々しく健康でいるためには、まずは虫歯や歯周病にならないように、毎日歯の健康を保つための予防が何よりも大切なのです。

せっかく治療をしても、痛い歯が治ったとたん、通院しない患者さんがいます。治療が終わったとしても、その後のメンテナンスをしっかりしないと、また虫歯は再発しますし、慢性疾患である歯周病は悪化して様々な症状の原因となります。

そして、痛くなってからまた来院する、という繰り返しでは、いつまでたっても口の健康が保たれないばかりか、いつかは口の機能が崩壊し大きな入れ歯を入れざるを得なくなるでしょう。

皆さんにとって、麻酔をして虫歯を削られたり、歯を抜かれたりすることが苦痛のように、歯科医である私たちも「患者さんにとって嫌な治療を施すのは、とてもストレスがかかること」なのです。

歯を削ったり、神経を抜くような治療をしなくてもよいようにするためには、私たち歯科医が「予防の大切さ」を繰り返し伝え、今までのような治療(キュア)中心の医療から予防(ケア)中心の医療へとパラダイムシフトをおこしていかなければいけないと考えています

介護なしで元気に長寿を全うするためには、「健康寿命」を延ばすことが大切です。

いつまでも若々しく、イキイキと人生を謳歌してほしい。

この思いを込めて「口の健康とアンチエイジングの関係」を書かせていただきました。

本書では医学界での最新情報をたくさん盛り込んでいきます。

本書で述べていく「目からウロコ」の話を楽しんで読んでいただき、ご自身の歯の健康とアンチエイジングに役立てていただければ、私の歯科医人生31年の集大成として大変嬉しく、また光栄に思います。

平成28年7月吉日

医療法人社団マハロ会　理事長　上村英之

2章 虫歯と歯周病は多くの病気と関係あり！ 053

3章 口臭・ドライマウスは「唾液」が関わっていた！ 089

4章 セルフケアとプロフェッショナルケアで病気にならない体を手に入れる 137

1章

これだけは知っておきたい、
アンチエイジングと歯の関係

歯の健康がアンチエイジングを大きく左右する

エイジング（加齢）による体の変化は、全ての人に当てはまるものです。厳密にいえば、人は生まれついたその時から成長＝退化が始まっているとも言えます。つまり、エイジングによる体の衰えは中年期にさしかかった人だけの問題ではないのです。

「健康寿命」と「平均寿命」という言葉を聞かれたことがあると思いますが、この「健康寿命」と「平均寿命」の間には差があります。

命が終わる時までを寿命と言います。なくなる直前まで健康で楽しく人生を全うする「ピンピンコロリ」の人生が最高の幸せであり、誰もが望むことです。しかし、残念ながら、何らかの介護を必要として終末を迎えることのほうが現実には多いのも事実です。

厚生労働省の調査（２０１３年）は、日本では、平均寿命が男性８０・２１歳、女性で８６・６１歳ですが、健康寿命は、男性７１・１９歳、女性７４・２１歳となっています。

その差は、男性で9・02歳、女性は12・4歳と、いずれも10年くらいの差があります。この10年という期間が、なんらかの介護を必要とする期間ということです。

本書では、歯の健康を保つことだけではなく、実は歯と老化には深い関係がある、ということを知っていただきたいという趣旨があります。まずは老化のメカニズムを知って、それに対抗するためのヒントをお伝えしたいと思っています。

若い頃から、いえ、できることなら子どもの頃から意識して歯の健康を保つ生活を送ることは言うまでもありませんが、何歳であろうと、不良な生活習慣を変え、体のメンテナンスをしっかり行なうことで、エイジングを遅らせていきましょう。

抗加齢医学（アンチエイジング医学）は、加齢に伴う動脈硬化やがんのような加齢関連疾患の発症率を下げ、健康長寿を目指す医学です。本書では、なぜ人は老いるのかというエイジングのメカニズムを分かりやすく解説していきながら、特に歯科医師としての目線で、歯周病と全身疾患の関連性をはじめ、様々な角度からアンチエイジングのためのヒントをお伝えしていきます。

平均寿命と健康寿命の差

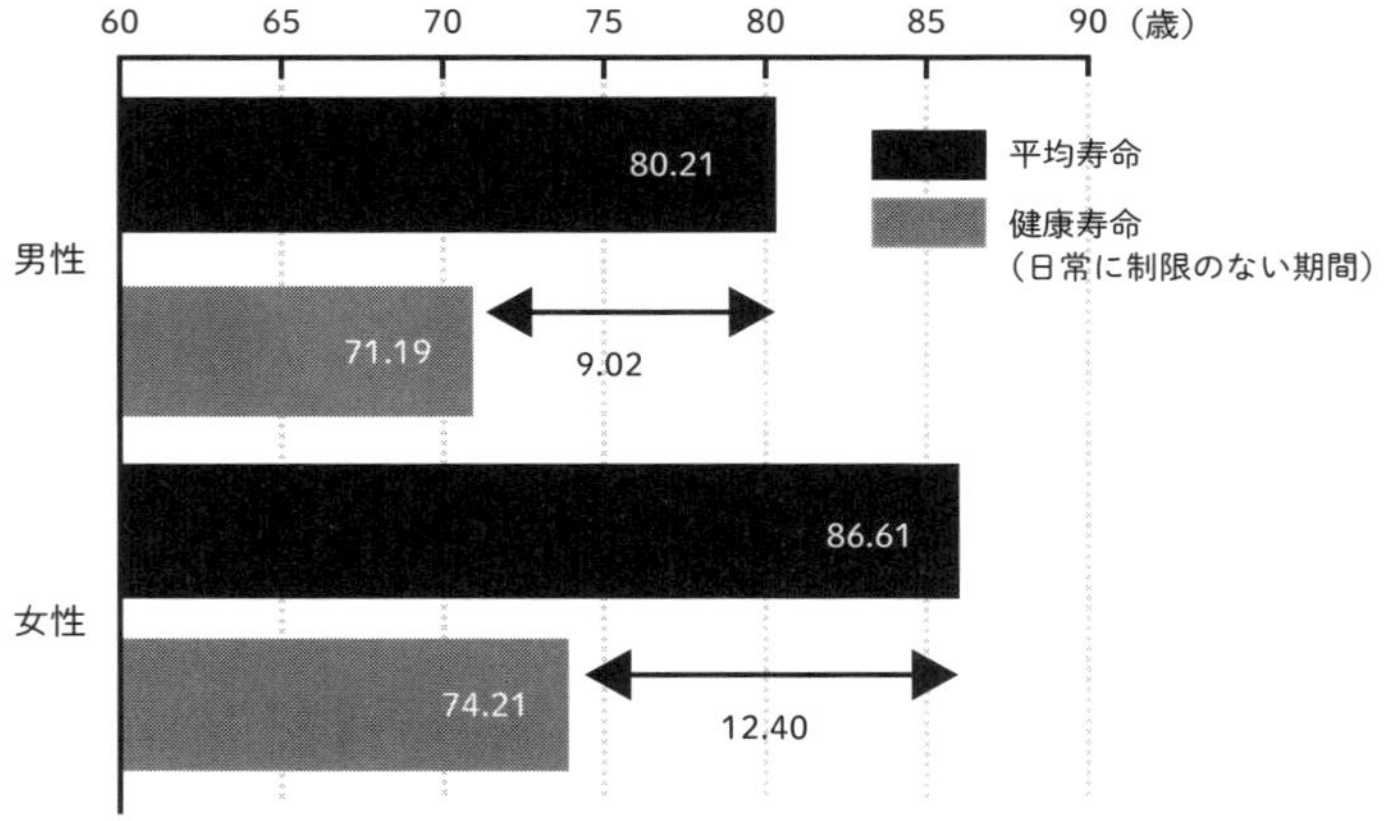

厚生労働省のデータを元に作成 (2013)

平均寿命と健康寿命の推移

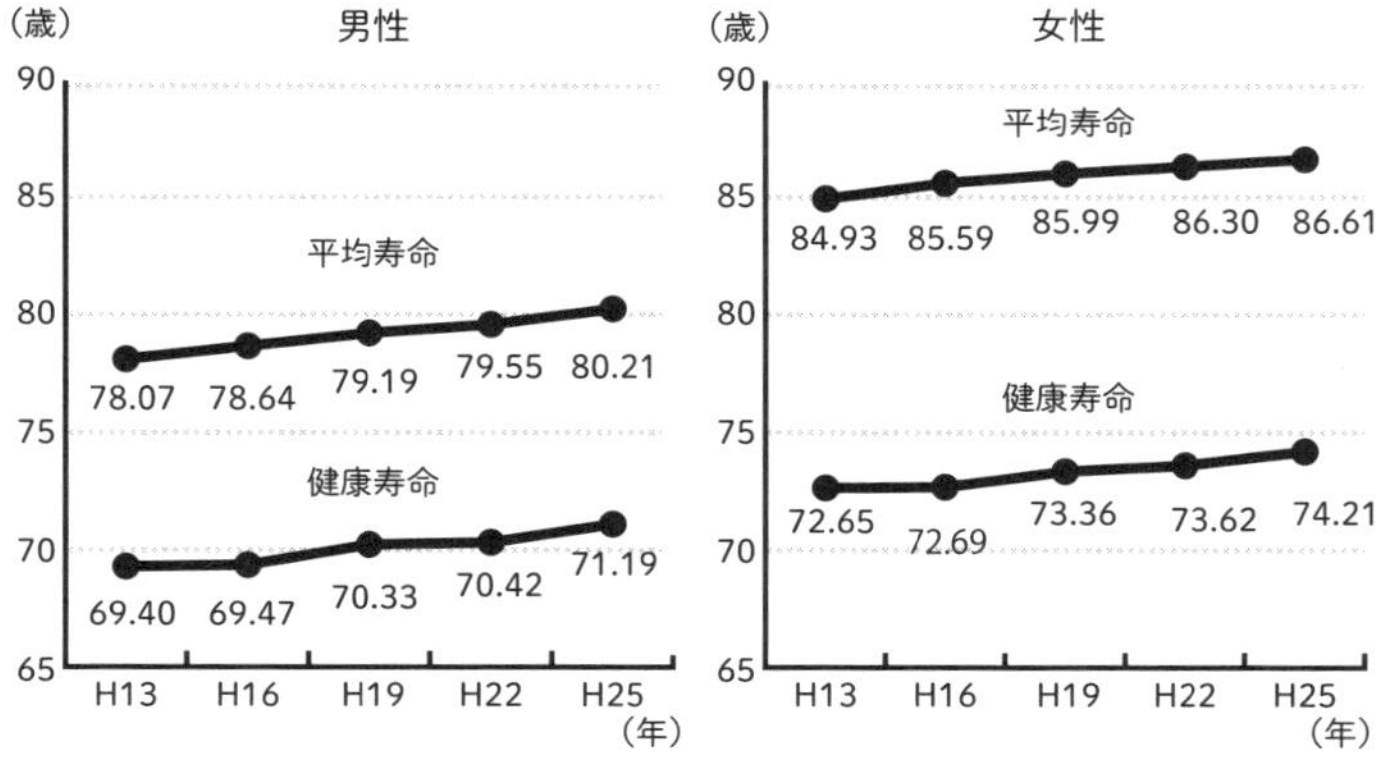

内閣府のデータを元に作成 (2013)

見た目年齢と体内年齢はリンクしている

40代、50代になって同窓会に行くと、「本当に同級生なの？」と感じるほど、容貌には個人差が出ます。

60歳くらいでプラスマイナス10歳くらいの差が出るのは、生活習慣が大きく影響しています。例えば、喫煙や毎日の過度の飲酒、ストレスなどが蓄積された結果、60歳くらいになると、見た目年齢が50歳くらいの人がいる反面、70歳、80歳に見える人もいるほど、老化具合にばらつきが出てきます。

さらにいえば、見た目と体の中身は見事にリンクしています。見た目が若々しいということは、体の中身も活性化されてホルモン分泌も良い状態です。ということは、体の状態が良くなると、外見も若々しく、良くなっていきます。

そのように外見と中身は相互に影響し合っているので、単純に顔のお手入れだけしていても、残念ながら若さはキープできないということです。

歯科の視点から言えば、例えば、歯が抜けると、口輪筋《こうりんきん》にしわが寄って老人のような顔つきになります。唇は歯で支えられることでピンとしているわけです。歯がなくなると、内側に落ち込んでしまうので、口元に縦じわがよります。このように歯がなくなると、見た目にも大いに関係してきますし、さらには食べ物をよく噛めなくなるので炭水化物主体の食事が多くなり糖尿病や認知症にも関わってきます。

アンチエイジングの視点から言うと、噛むという行為は運動であり、咀嚼という運動を通して抗酸化物質が出ます。つまり、エイジングの原因のひとつである活性酸素を消去するシステムが、噛むことによって働くのです。

噛むという軽い運動だけで、老化のメカニズムの原因である活性酸素を消去するシステムが働き出すということなのです。歯がないと噛めない、噛めないと抗酸化作用も起こらない、ということを理解していただくと、歯の大切さが分かると思います。

さらに、歯とアンチエイジングの関係で言うと、歯が健康であれば物をおいしく食べられます。そうすると唾液の分泌も自然に良くなります。唾液には若さを支える様々な成分や若返りホルモンも入っているうえ、リゾチームやラクトフェリン、ペルオキシダーゼなど、免疫をつかさどる物質もたくさん含まれています。

逆に、唾液が少なくなれば、口も渇き免疫力も低下し嚥下《えんげ》もしにくくなり誤嚥《ごえん》性肺炎の原因になったりもします。さらに、歯がきちんとあることによって会話がしっかりできて、表情も作れて、社会性も増すので、コミュニケーションがより円滑になります。

では、なぜ年を取ると唾液の出が悪くなるのでしょう。

高齢になると、脳血管障害、糖尿病、シェーグレン症候群など口渇《こうかつ》症状を呈する病気を発病する方も増えます。また、高血圧や精神疾患、アレルギーなどで処方される薬の中には口渇を副作用とする薬も多い事、他には、唾液腺周りの筋力の低下、放射線治療、ストレスなど、複合的な要素が関わり、唾液の出が悪くなると言えます。

しかし、加齢とともに唾液腺が衰えるというデータはありません。イメージ的に年齢が影響しているように感じますが、唾液腺が加齢とともに衰えることはないと書いている文献もかなりあります。

このように、アンチエイジングに対しては口と歯の健康が非常に重要なのです。口と歯の役割については、この後の章で詳しくお話ししていきます。

視覚・臭覚・味覚を総動員して食べる

アンチエイジングに影響する口腔の役割を、ここではもう少し詳しくお伝えしましょう。人間の根本的欲求は「食べる、味わう、飲む、話す」といったことですから、口腔が全身の健康に深く関与している器官であることは明らかです。

私たちが意識しないで行なっている「食べる」という行動のしくみは医学的には「摂《せっ》食《しょく》嚥《えん》下《げ》機《き》能《のう》」と呼ばれる複雑な高次機能が連携しています。

摂食嚥下機能とは、人が食物を食べる時、食べ物を認知し噛み（咀嚼）、飲み込みやすくして口の中（口腔）から咽頭、食道を経て胃に至るまでの全ての過程を言います。

人は、何かを食べようとする時、臭覚、視覚を介して「おいしそう！」という感覚が脳に伝わり食欲が出てきます。

まず視覚によって食べられるものかどうかの判断をしますが、これは、大脳の感覚情報により行われています。その食物の摂取方法や調理方法など様々な条件を満たしたうえで、おいしそうとか、栄養があるとかという、知覚的、認知的な行為を大脳が判断しているのです。

さらには、食べることにより、催眠作用、体温の上昇など、全身的な生理機能にも影響を与え、その変化が視床下部にある摂食・満腹中枢に伝わることは広く知られています。

また、口腔がその役割を果たすために最も重要なものが「唾液」です。後ほど詳しく解説していきますが、唾液が消化を助けるためだけでなく、いかに多くの役目を担っているかをこの後説明していきます。

唾液の働きとアンチエイジングの密接な関係

ここまで読まれて、噛むことと唾液は相互に連動しながら、体全体に作用する重要なポイントだと分かっていただけたと思います。

ここではアンチエイジングという観点から唾液の重要性をお話しします。唾液は、1日にどのくらいの量が分泌されているかご存じですか。

一般的な健康な成人で、1日に約1・5リットル分泌されます。唾液には、水分だけでなく、生体を維持していくために重要な成長因子や生理活性物質、抗菌物質、免疫グロブリンなどが多種多様に含まれています。

それ以外にも、口腔粘膜の保護や洗浄、殺菌、抗菌、排泄などの作用を行ない、また緩衝液としてpHが急激に低下しないように働くことで、虫歯(歯質が脱灰されて起こる歯の実質欠損のこと)の予防効果もあります。このように重要な役割を担う唾液は、唾液腺で作られています。

唾液腺には、①耳下腺《じかせん》、②顎下腺《がっかせん》、③舌下《ぜっか》腺《せん》(下図参照)があります。

顎下腺からは、神経成長因子(nerve growth factor; NGF)や、上皮成長因子(epidermal growth factor; EGF)が分泌されるのですが、特にNGFは脳が老化する過程で機能改善に効果があると言われています。このように唾液分泌の促進はアンチエイジングのためには必要不可欠なのです。イラストにもあるように、唾液は耳下腺、顎下腺、舌下腺から分泌されており、成分はほとんど同じですが、耳下腺から分泌される唾液にのみパロチンが含まれています。

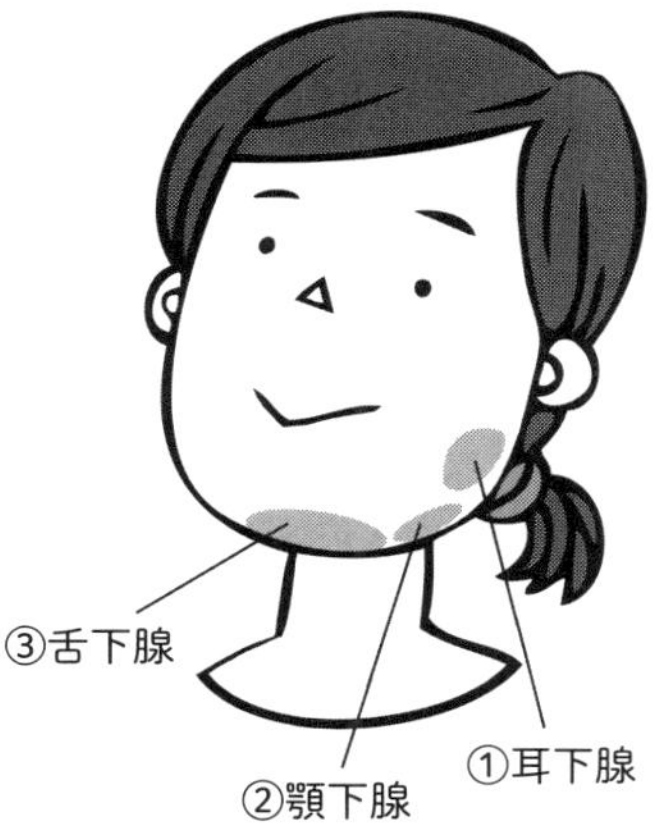

パロチンは成長ホルモンの一種で、骨や歯の再石灰化を助ける効果、皮膚の新陳代謝を活発にする効果など、身体中を若返らせる効果があります。唾液の中のパロチンが多く含まれていれば、お肌の新陳代謝が活発になり、シミやしわといったお肌の老化現象を防ぐことができます。

また、壊れた組織を修復する効果があるので、白内障や更年期障害の治療薬として使われるほど、その効果は高く評価されています。

この若返りホルモン・パロチンを分泌させるにはどうしたら良いでしょうか？　それは「噛むこと」です。食事の時や間食の時に、意識して一口30回以上を目標によく噛んでみましょう。

美しいあごのラインをキープするには、左右均等に噛むことも大切です。片方だけで噛み続けると、〝顔の歪み〟ひいては全身の歪みにもつながります。

食事中の飲み物も要注意です。水分を多くとると、よく噛まないまま飲み込んでしまいます。せっかくの噛む回数が減ってしまうことになります。食事中の水やお茶は、食事が終わってからゆっくり楽しむものと心がけてみると良いでしょう。

老化のメカニズム「フリーラジカル」の正体

老化は誰にでも訪れますが、老化のスピードは様々で個人差があります。老化は仕方がないと諦めるのではなく、そのメカニズムを知ることにより、病気の予防や治療によって、老化のスピードを緩めることが可能です。

老化の学説としては、「遺伝子プログラム説」と「生体分子障害説」が代表的です。

「遺伝子プログラム説」とは、細胞の中の遺伝子(ＤＮＡ)に細胞の分裂回数を制限するプログラミングがされているという説で、染色体の末端に存在するテロメアが分裂のたびに短くなり、一定の分裂後、細胞はそれ以上分裂できない状態になるというものです。この限界点を発見したヘイフリック博士の名前に因んでヘイフリックの限界点と言い、このテロメア学説が遺伝子プログラム説を支持しています。

「生体分子障害説」とは、何らかのダメージが細胞に蓄積され、その結果として細胞が死滅してしまうという説です。この二つの説は対立するものではなく、遺伝的要因と環境的要因の相互作用によって、エイジングが進行していくものと考えられています。

つまり、正常な細胞の数が減って、あらゆる臓器の働きが弱まり、変化してしまうことが「老化現象」ですが、そこに大きな影響を与えている存在が「フリーラジカル」です。

フリーラジカルとは「対になっていない電子を持っている原子や分子」と定義されています。つまり独りぼっちの原子ということです。独りぼっちの原子は、ペアになっている原子から1個の電子を横取りするのです。ペアの片割れをフリーラジカルにとられてしまうとその物質は「酸化反応」を引き起こします。細胞や遺伝子が傷つくのは、フリーラジカルによって体が酸化されるからです。

では「酸化」とはどういうことでしょうか。

例えば、リンゴを切った後放置しておくとすぐに赤く変色してしまいますね。鉄が錆びたり、油が古くなると黒ずんでくるのが酸化現象です。この酸化反応こそが、老化の最大の原因であると考えられます。

フリーラジカルは外界にも発生しますが、体の中にも発生します。

人が呼吸をし、酸素からエネルギーを作り出す際にも大量のフリーラジカルが発生します。しかし、人間の体内には、このフリーラジカルの害を無毒にするために酵素が存在します。フリーラジカルが増えたとしても酵素が充分にあれば害を防ぐことができますが、何らかの理由で酵素が減ってしまったりして、フリーラジカルを消去できず蓄積されてしまった場合、体が酸化反応をしてしまうのです。

体内で発生するフリーラジカルは、空気中の酸素などよりもはるかに強い毒性で、体を激しく酸化させ、それががんや認知症や動脈硬化などの種々の生活習慣病や老化の原因を作ると考えられています。

このように老化とフリーラジカルとは密接な関わりがありますので、健康な細胞を減少させてしまう要因から身を守るためにはフリーラジカルの制御が必要になってきます。

フリーラジカルが細胞酸化を起こす

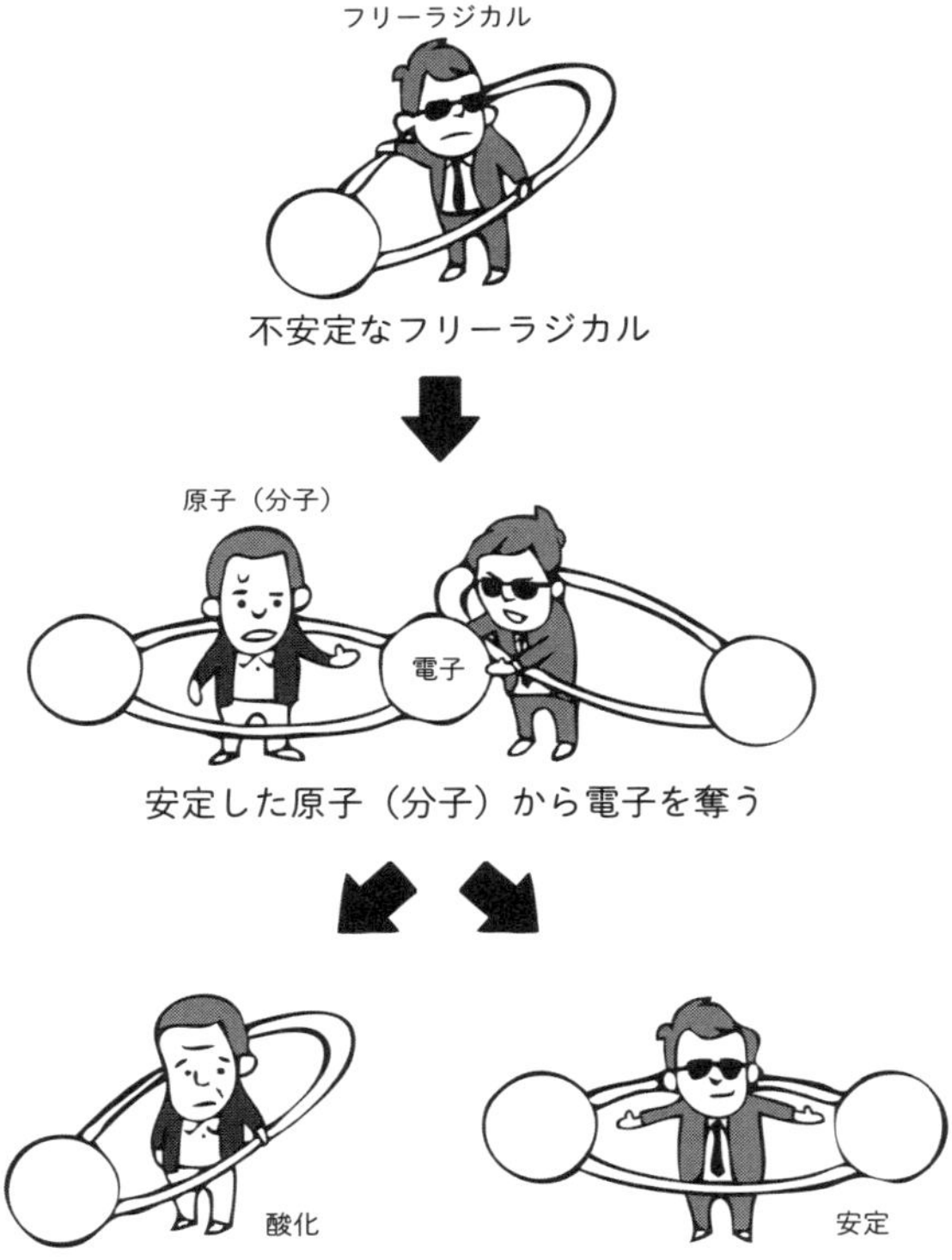

不対電子を持つ不安定な原子や分子は、安定している原子や分子から電子を1つ奪い、対になり奪い取った相手を酸化変性させます。細胞の膜が酸化変性されるとタンパク質やDNA、酵素なども変性させ様々な病気を引き起こすと言われています。

活性酸素の制御がアンチエイジングの近道

エネルギーが生み出される過程では、①スーパーオキシド、②ヒドロキシルラジカル、③過酸化水素の3つの活性酸素が発生します。この3つの他に、光による化学反応などで発生する「一重項酸素」があり、この4つを総称して活性酸素と言います。

4つの活性酸素の中で群を抜いて強い酸化作用を持つのは、「ヒドロキシルラジカル」です。これは、「スーパーオキシド」の数十倍のパワーを持ち、細胞を様々な形で傷つけます。

細胞が受けたダメージは、やがて脳や血管、臓器などの機能低下となって現れます。細胞膜は主に脂質でできており、これがヒドロキシルラジカルなどによって酸化されると、「脂質ラジカル」と呼ばれるフリーラジカルが生み出されます。さらに脂質ラジカルは酸素と反応して「脂質ペルオキシルラジカル」と呼ばれるフリーラジカルになります。このフリーラジカルが、人体の細胞膜に大変有害な「過酸化脂質」を蓄積します。これがさらに反応を繰り返し、全身に広がり「自動酸化」を起こしていきます。老化の原因は、この過酸化脂質の蓄積によるものと考えられています。

寿命を決定する要因として遺伝要因と環境要因がありますが、そのうちの環境要因が75％を占めるという結果が様々な疫学研究から示されています。つまり、寿命を短くする不良な環境要因（過激な運動、喫煙、過度な飲酒、劣悪な生活環境、紫外線、ストレス等）を取り除いていけば老化のスピードをゆるめ、健康寿命が延びるということになるわけです。

人の体には約60兆個の細胞があり、その遺伝子や細胞は毎日ダメージを受けています。その傷を負わせる最大の要因は環境要因であり、その悪役こそがフリーラジカルなのです。

このように、老化とフリーラジカルは密接な関係にあり、フリーラジカルを制御することこそが、アンチエイジングへの近道と言えます。

酸化現象

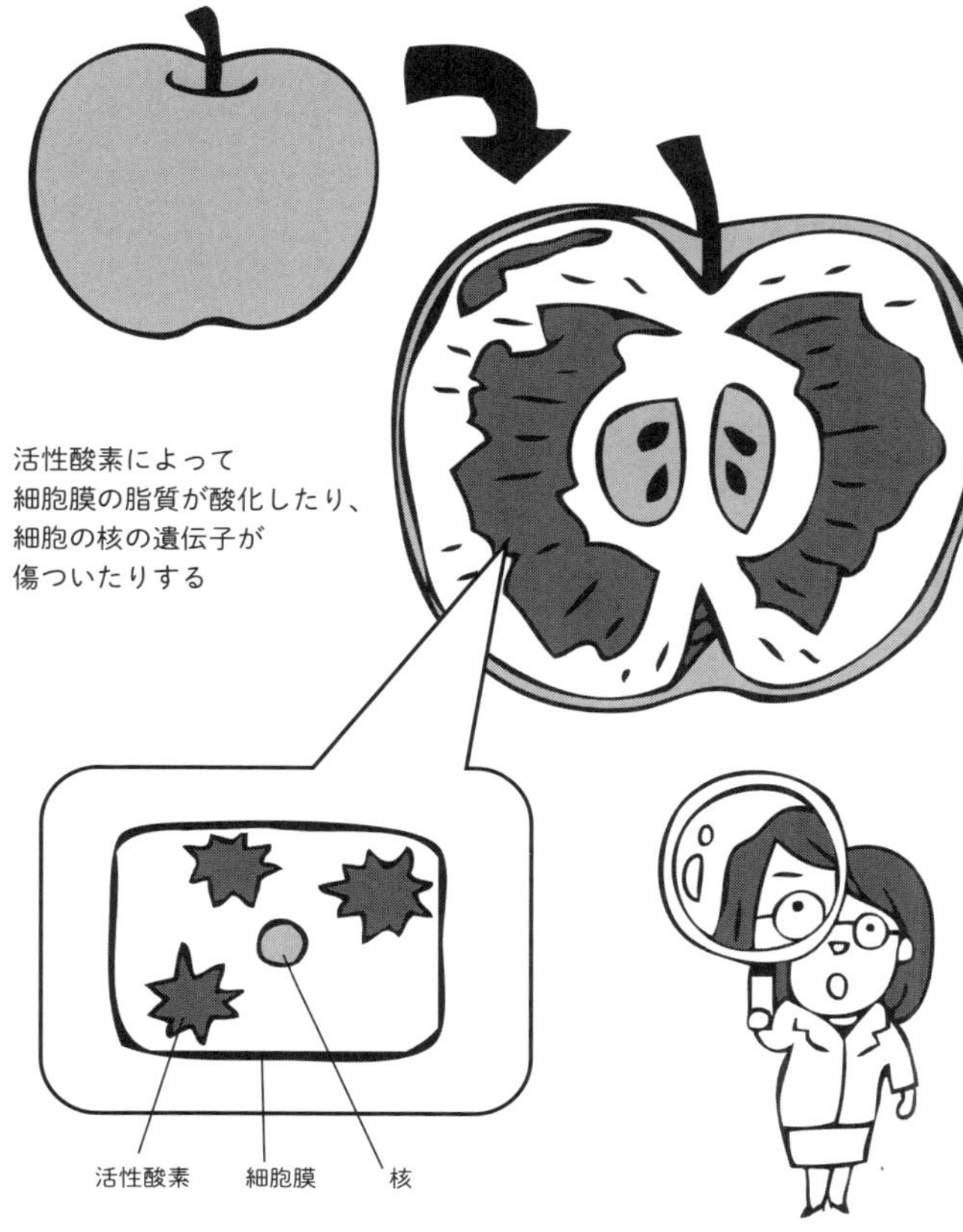
活性酸素によって
細胞膜の脂質が酸化したり、
細胞の核の遺伝子が
傷ついたりする
活性酸素
細胞膜
核

リンゴをかじった後の変色や鉄などの錆びは、人間の老化と同じ酸化現象の一つなのです。つまり、老化現象とは体が酸化するということなのです。フリーラジカルはこの酸化現象を引き起こす“犯人”と言っても良いでしょう。

抗酸化物質を多く含む食物をとろう

地球をとりまく大気には約21％の酸素が含まれています。生物は、その酸素を利用することで生命を維持してきました。呼吸をすることで体内に取り込んだ酸素の一部は細胞のミトコンドリア内で酸素を消費してエネルギーを生むのですが、その際に、酸素の2〜3％が活性酸素という非常に反応性が高く、障害性の強い酸素に変化します。

しかし、私たちの体はフリーラジカルに直撃されても、フリーラジカルをすばやく消去してくれる「抗酸化システム」を備えています。その中心になっているのが、抗酸化酵素と呼ばれる酸化反応への抵抗物質です。

酵素というのは、体内で作られるもので、ある特定の物質に対して反応して、体を正常に保つなどの化学反応を手助けするタンパク質のことです。

活性酸素は、身体に重要なタンパク質、酵素、脂質、核酸、遺伝子、ＤＮＡなどを傷つけ、生体を無差別に損傷する元になります。そのため、酸素の消費量が多いほど活性酸素が多量につくられ、それだけ老化が進みます。
生体の抗酸化防御システムとは次の3つです。

スーパーオキシド・ディスムターゼ（SOD）
…スーパーオキシドを一瞬のうちに過酸化水素に変える

カタラーゼ…過酸化水素を酸素と水に変える

グルタチオン・ペルオキシダーゼ（GPX）…過酸化脂質を分解する

しかし、こうした抗酸化酵素だけでは消し去れない大量のフリーラジカルが生み出される場合があり、また、年齢とともに、体内の抗酸化力は低下することも明らかになっています。

喫煙、飲酒、大気汚染、紫外線、添加物、精神的ストレスなど、生体にとって有害な作用である「酸化ストレス」と抗酸化作用のバランスが健康を守る鍵になるのです。

抗酸化防御システム以外のものとしてはビタミンC、E、コエンザイムQ10、αリポ酸、グルタチオンなどの抗酸化物質の摂取、活性酸素、フリーラジカルの発生源から逃れることなど具体的には過度な運動、喫煙、過度な飲酒、劣悪な生活環境、紫外線、ストレス、睡眠不足を避けることです。

さらに、活性酸素についての対策としては、まずは、身体の中の抗酸化システムの流れをよくすることです。そのためには、抗酸化酵素の中核になっているミネラル群をしっかりと食事からとることが大切になります。

〈抗酸化物質と食物類〉

カロテノイド系色素

ベータカロチン(にんじんやほうれん草などの緑黄色野菜)
リコピン(トマトをはじめ赤や橙、黄色の野菜)
ルテイン(ほうれん草、ブロッコリーなど)
アスタキサンチン(サケ、イクラ、エビ、カニなどの魚介類)
β-クリプトキサンチン(みかん)

■**ポリフェノール類**

カテキン（お茶、紅茶）

アントシアニン（ラズベリー、ブルーベリー、イチゴ、カシス、ぶどう、紫芋などに含まれる青紫、赤、紫などの色素成分）

プロアントシアニジン（ブドウの種子）

■**ビタミン類**

ビタミンC

ビタミンE

ビタミンB2

コエンザイムQ10

αリポ酸

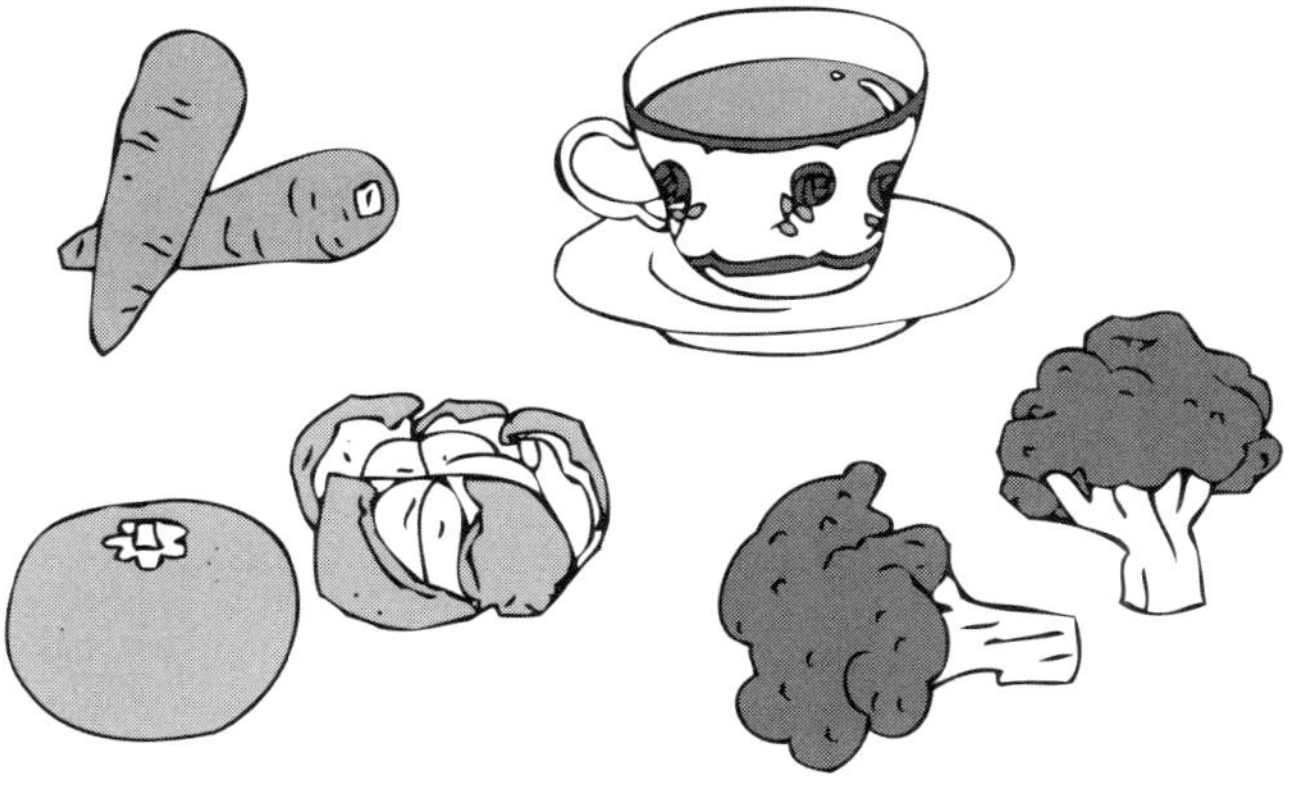

■ミネラル類

亜鉛

セレン

これらの食品が長寿やアンチエイジングに効果があると言われています。ただ、だからといってお茶を大量に飲んだり、トマトばかり食べていても効果はありません。

健康の指針として厚生労働省が提唱している「1日30品目」を食べることを目指して、バランスの良い食生活をしましょう。

歯科医の立場から言いますと、バランスの良い食事をとり、よく噛むことで唾液を出して消化を促す。これがきちんとできていれば、体は十分に抗酸化作用を担えます。

長寿に関与するサーチュイン遺伝子をスイッチオンする方法

ここ数年、長寿遺伝子として注目されているのが「サーチュイン遺伝子」です。別名、「長寿遺伝子」「長生き遺伝子」とも呼ばれ、その活性化により生物の寿命が伸びるとされています。アンチエイジングには欠かせないポイントなので、少し専門的にはなりますが説明します。

サーチュイン遺伝子は、飢餓やカロリー制限、軽い運動によって活性化されます。この遺伝子は、誰もが持っており、活性化させることで人類の平均寿命は百歳を超えるという説もあるほどです。

サーチュイン遺伝子を活性化させるスイッチは、摂取するカロリーを、必要とされる適切なカロリー摂取量の約70％に制限することだと言われています。

要するに「腹七分目」の状態を7週間以上続けるのです。

空腹状態を保つと老化原因の要素であるミトコンドリアの弱体化を防ぎ、健康維持を邪魔する細胞の活発化を抑えることができます。

このようにサーチュイン遺伝子のスイッチがオンになると、全身の老化現象を抑える働きをします。また活性酸素の働きをセーブすることから、動脈硬化、骨粗しょう症、脱毛や白髪などの老化症状を改善し、血管や肌を若返らせる効果があります。さらに免疫力が上がることから寿命も延びるので、サーチュイン遺伝子は別名「長寿遺伝子」とも言われています。

このことを証明したのが有名な「アカゲザルの実験」です。老齢の2頭の猿の一頭には食べ物を充分に与え、もう一頭にはカロリーを30％カットした食事を与え続けました。結果、カロリー過多の猿は体毛が抜けて顔もシワだらけで外見は年老いていきました。一方、カロリー制限をした猿のほうは体毛がフサフサで、肌にも張りがあり若々しいままでした。2頭とも年齢は同じでしたが、カロリー制限した猿のほうはがんや糖尿病、心臓病や脳萎縮になる率が低く、いつまでも若さを保っていることが分かりました。

これは人間にも当てはまると言われていて、サーチュイン遺伝子を目覚めさせるには、

「腹八分目」ではなく「腹七分目」を目指すことが提唱されています。

この他にも、サーチュイン遺伝子は、ブドウの皮、ピーナッツの皮、赤ワインに多く含まれるポリフェノールの一種である、レスベラトロールによって活性化されると言われています。

これは、マウスを使った実験でも確認されていますが、グラス1杯の赤ワインに含まれるレスベラトロールの量は実験に使われた投与量の0・3％に過ぎず、これは人間の体重に置き換えると1日にボトル約１００本を飲まなくてはなりません。その結果から、赤ワインでサーチュイン遺伝子を活性化するのは非現実的と言えます。

そのため、サーチュイン遺伝子を活性化する物質の研究が世界各国で行なわれています。アメリカではレスベラトロールのサプリメントが販売され、年間30億円を売り上げるヒット商品になっているのです。

喫煙と歯周病はアンチエイジングの大敵

タバコが体に悪いというのは誰でも知っています。なぜ体に悪いのかというと、タバコには、3大有害物質（ニコチン、タール、一酸化炭素）をはじめとして、4000種類以上の化学物質、200種類以上の有害物質、50種類以上の発がん性物質が含まれています。

喫煙者は、心臓病、脳卒中、肺気腫、喘息、歯周病などの病気にかかりやすく、かつ進行が早いことが知られています。

歯科医としてお話をさせていただくなら、喫煙は、歯周組織（骨や歯肉）を激しく破壊します。これは体にとって悪い影響を引き起こすだけではなくて、アンチエイジングの点からも、絶対に避けなくてはならないことです。

そのメカニズムは、ニコチンの強力な血管収縮作用により、歯肉が炎症を起こしても出血が抑えられ歯周病の症状である出血が隠されてしまうため、歯周病が気づかないうちに重症化してしまいます。

また、血管収縮による影響として血流低下や一酸化炭素とヘモグロビンの結合による体内の酸素不足により、必要な栄養分(ビタミンC)や酸素が歯肉まで十分に供給されなくなります。

これにより、口腔内の様々な組織が栄養失調状態になり、活性化が阻害されてしまいます。さらには、喫煙者は唾液の分泌量が低下するため、細菌の繁殖を抑えづらくなり、歯垢や歯石が増えてしまいます。このような作用により、喫煙者は歯周病にかかりやすく、治りも悪くなってしまうのです。

私たちの体は、酸素を必要としています。そして、口腔が体にとってどれほど大切な器官かというのはすでにお伝えしています。それらが、全て阻害されるのですから、影響を受けるのは当然のことです。

喫煙により、免疫、炎症反応はどのように変化するかというと、歯の周りの組織が持つ「病原菌の攻撃に抵抗する力」が弱くなります。私たちの体には生まれつき、細菌などの外的侵入に抵抗するための免疫機構が備わっています。

例えば、ニコチンなどの作用によって歯肉の免疫機能が崩れ、病原菌が暴れまわると、歯を支える大切な歯周組織が破壊されてしまうのです。白血球は体の外敵である病原菌の侵入をいち早く察知し、それを取り込んで消化する力がありますが、ニコチンはその力が働くのを邪魔します。

また、病原菌と戦うリンパ球の数が減少して、唾液の中にある病原菌に抵抗する抗体の量も減少することが分かっています。

つまり、喫煙者はあらゆる病気にかかりやすく、また、既に病気にかかっている場合は免疫力が衰えているために、症状が重くなりやすいのです。

さらに問題なのは、受動喫煙の影響です。本人が喫煙しなくても、家族で喫煙者がいると、家庭での副流煙により、歯周病のリスクが高くなることが報告されています。

１９８８～１９９４年、５、６５８名を対象に行なわれた第3回米国保健栄養調査では、家庭や職場で副流煙にさらされている成人の非喫煙者の歯周病のリスクが57％高くなった、と警告しています。

とくに長年、親が喫煙をしている子どもへの影響も危惧されています。喫煙は本人だけの問題ではなく、家族の歯周病の発症や悪化にも悪影響を及ぼすと言えます。

またアンチエイジングの観点からも、喫煙は肌や髪に悪影響を及ぼします。血行が悪くなることで酸素や栄養分が充分に肌に届かなくなり、新陳代謝が悪化し、肌のシミやカサつきの原因にもなります。肌と同様、髪の毛もパサパサと乾燥します。喫煙者は非喫煙者と比べると、美容面からも老化が早いと言えるでしょう。

ここまで読んでいただき、タバコがいかに健康にも美容にも、ましてや長生きにもマイナスになることがお分かりいただけたでしょう。

では、禁煙により歯周病は改善するかと言うと、禁煙の効果は実はとても早く出ます。禁煙をすることで、たとえ進行した歯周病であっても歯周治療によって歯の喪失が抑えられると言われています。ある調査によると、禁煙3日後には歯肉の血流がかなり改善され、5日後で非喫煙者レベルまで回復したという報告があります。

よく禁煙に取り組んだ後に歯肉が腫れたり赤くなったりすることがありますが、これはそれまでタバコの影響で隠されていた本来の症状が現れたためです。

このように禁煙は、歯周病の予防と治療の最も有効な対策の一つです。

禁煙をすると確実に歯周病のリスクは低下し、全ての治療法においてその治癒効果が上がり始めますので、ぜひ禁煙をしてほしいと思います。

今は、禁煙外来に行けば科学的な治療により、禁煙補助薬のバレニクリンやニコチンパッチ、ニコチンガムなど自分に合った方法で無理なく禁煙することができます。保険も適用されますし、昔と比べるといろんな意味で負担なく禁煙を克服できると思います。

健康で若々しい体を取り戻すために、一度禁煙外来に足を運んでみてはいかがでしょう。

健康で美しいエイジングを目指すために

ここでは美しいエイジングを目指すため、歯の健康の観点から、改めてヒントをお伝えします。毎日、少しでもいいので意識しながら生活すると、必ず良い効果が出てくることでしょう。

丈夫な歯を維持する

食べることは、体に栄養を取り入れ、命を支える基本です。

歯が丈夫だと、固いものでも支障なく噛めるので、繊維の多い野菜や果物の摂取が多くなります。食物繊維やビタミンの豊富な野菜や果物をとることは、生活習慣病予防に効果的で、もちろんお肌にも良いのです。ビタミンがよく吸収できることは、老化を防ぐことにもつながります。

運動能力にも深く関わる歯

野球選手など一流のアスリートは歯のケアを欠かさないそうです。それは、歯をしっかり噛みしめることで、普段より大きな力が発揮できるからです。歯は全身の筋力やバランス感覚など、運動の能力を最大限に発揮することにも深く関わっています。

噛むためには、あごの筋肉だけではなく、首すじ、胸、背中にある12種類の筋肉など全身を動かしています。筋肉は使わないとどんどんやせ細っていきますが、逆にしっかり使うと引き締まり、必要に応じて太くなります。

歯をしっかり噛みしめると、体に力が入り、重たいものも持ち上げられるようになります。体を鍛えていると、咀嚼力が高まるという研究データもあります。

きれいなお口は心の健康にも深く関わっている

幼児期の食生活や虫歯、歯周病で抜けた歯などが歯並びを悪くする原因になることが少なくありません。歯並びが悪いと、コンプレックスを抱いてしまい、本来明るい性格の人でも、口を開けて笑うのもはばかるようになったり、手で口を隠したり、人付き合いにも消極的になってしまうことがあるようです。歯並びがきれいかどうかは、心の健康にも関わってきます。

コミュニケーションにも大切な歯並び

歯並びが悪いと、サ行、タ行、ナ行などが発音しにくくなったり、英語の発音がしにくくなったりすることがあります。正しい発音はとても聞き取りやすいうえ、正しい言葉を発することができ、スムーズなコミュニケーションがとれます。そのためにも歯並びは重要です。きれいな歯並びを維持するためには、虫歯や抜けてしまった歯などは放置しないで早めに治療することが大切です。

噛み合わせが良いと、容貌も素敵に変化

上あごの歯と下あごの歯がきちんと噛み合った状態でよく噛むと、あごの骨と筋肉が発達し、引き締まった顔立ちになり、イキイキとした健康な顔になります。逆に、顔の筋肉を十分に使わないと、頬がこけたり、ポカンと開いた口になったり、頬が緩んでぽっちゃ

り過ぎたり、頬が垂れて輪郭が緩んだ顔になってきます。

さらに、噛み合わせが悪いと、歯があってもきちんと噛めていないことがあります。歯は、お互いに支え合って噛む力に耐えているので、きちんと噛めない歯があるということは、残りの歯や顎などに負担がかかります。そうした不均衡が原因となって、顔の表情に影響を及ぼすのです。

よく噛むと脳もイキイキ

咀嚼することはある意味「運動をする」ことと同じなのです。運動すると脳の血流が良くなるように、食べ物をよく噛んで食べると脳の血流も増加します。特に、満腹中枢、孤《こ》束核《そくかく》(味覚中枢)、海馬(記憶に関与)、扁桃体《へんとうたい》(味覚やストレスに関わる)、室傍核《しつぼうかく》(自律神経の中枢)などに良い影響を及ぼすと言われています。記憶の形成に関わる海馬は、年齢とともに萎縮があるものの、神経細胞を鍛えれば増加します。咀嚼することが刺激となり、活性化することで認知症の予防にもつながります。つまり、よく噛むことだけで、肥満を防止し、記憶力をよくする働きがあるとも言えるのです。

見た目年齢を若くする、ホワイトニング&ガムブリーチング

若々しさのポイントで外せないのは、笑顔からこぼれた真っ白い歯。実は見た目をきれいにするということは、アンチエイジングの観点からも、とても重要なことです。きれいになることで、脳内のドーパミンという快楽物質が分泌され、それが体や気持ちに良い影響をもたらします。女優さんがいつまでも若々しくきれいなのはそのためです。

歯は加齢や遺伝、食生活、喫煙などによって変色していきます。その変色してしまった歯を、ホワイトニングで白くしていきましょう。

ホワイトニングには二種類あります。歯科医院で行なう「オフィスホワイトニング」と自宅で行なう「ホームホワイトニング」です。

オフィスホワイトニングとは、歯に直接薬剤を塗布し、光を当てることによって歯を白くしていく方法です。ホワイトニングの効果がすぐに出るので、歯を早く白くしたい方

におすすめです。

ホームホワイトニングは、歯科医院でオーダーメイドのマウスピースを作ります。そのマウスピースに薬剤を入れて、1、2時間ほど装着するだけの、非常に簡単なホワイトニング方法です。即効性はありませんが、持続性が高い方法です。

オフィスホワイトニングは即効性が高いですが、徐々に戻ってしまいます。オフィスホワイトニングを行って歯を白くした後、ホームホワイトニングを併用することによって白さを持続させる方法が有効です。

特に、コーヒー、ワイン、煙草などを好んでたしなむ方は、歯の変色が強く見られる傾向にあります。

歯を削る必要もなく、数回の施術ですむオフィスホワイトニングは人気の治療方法で、最近では気軽にホワイトニングされる方も増えています。

また、ホワイトニングと合わせておすすめしたいのが、ガムブリーチングです。いくら歯が白くなっても、歯茎の色が黒ずんでいたら美しくありません。

ガムブリーチングとは、歯茎に沈着したメラニン色素を取り除いて、歯茎本来の色を取り戻す方法のことです。

ガムブリーチングの方法は薬剤で漂白するフェノール法と、レーザーでメラニン色素を取り除く方法の2種類があります。どちらも麻酔をする必要も出血の心配もなく、施術部位に表面麻酔を添付し、短い時間のケアで見違えるようなピンク色の歯肉に戻します。ケア中の痛みもほとんどなく、ほとんどの方が1回の施術でキレイになります。白く美しい歯は健康的なピンク色の歯茎により、一層輝きを増します。

このように、見た目をきれいにすることで若々しさを保つことはとても大事です。次の章では、歯と様々な病気の密接した関係性について詳しくお伝えしていこうと思います。

コラム

1 良い歯科医院の見分け方

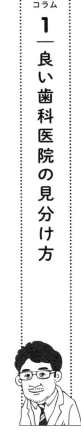

SNS普及で歯科医院の情報は入手しやすくなりましたが、本当に良い歯科医院かどうかは実際に通ってみないと分からない、というのが本音でしょう。そこで、ここでは歯科医が提唱する「良い歯科医院の見分け方」をお伝えします。

① 歯科衛生士が多く在籍している

歯科医の腕がいい、というのは基本中の基本ですが、実は優秀な歯科衛生士が多く在籍しているかどうかはとても重要です。虫歯や歯周病などの治療が終わった後、お口のメンテナンスを行なうのは、歯科衛生士です。歯科衛生士が多いということはそれだけ予防を重視した診療方針の医院だと言えるでしょう。歯科医院と長く付き合っていくには、腕のいい歯科衛生士が複数いる歯科医院を選ぶと間違いないでしょう。

②院内が清潔で設備が揃っている

院内が清潔ということは大前提ですが、治療器具や設備が整っている病院はそれだけ多くの患者さんが通っている証拠。また、器具の滅菌対策や院内感染対策をしっかり行なっている医院も信頼できる良い医院と言えるでしょう。院内の清潔さはトイレを見れば分かります。

③スタッフの対応が良い

スタッフの対応が良いのは、院長の方針できちんと教育がされているから。基本的な質問に答えられるかどうかでも、スタッフ自身が常に勉強しているかどうかが分かります。

④説明をきちんとしてくれる

治療内容や期間、料金、体への影響などをきちんと説明してくれる歯科医院は信頼できます。不明点はどんどん質問してみてください。

⑤予防に力を注いでいる

これはとても大事です。治療だけでその後の予防やアフターフォローをしてくれない歯科医院より、長い目で見て「お口の健康」についてアドバイスしてくれる歯科医院を選びましょう。医療現場は日進月歩しており、我々歯科医師は常に最先端の医療技術を修得すべく勉強が必須です。歯科の勉強だけでなく内科や循環器系などの全身疾患についても研鑽を積まねばなりません。学会やセミナーによく参加し患者さんにより新しい最新技術を提供するための努力をしている歯科医院は信頼できます。

2章

虫歯と歯周病は
多くの病気と関係あり！

歯周病と病気の密接した関係性

日本は長寿社会と言われていますが、介護なしで健康にいられる年齢と寿命の間には10年ほどの差があることは1章でもお話ししたとおりです。

高齢者の死因は、1位「がん」2位「心疾患」3位「肺炎」です。

歯を使って「よく噛む」ことで高齢になればなるほど低下する免疫力をアップさせることができ、健康寿命を延ばすことにもつながりますが、一朝一夕にはいきません。

2章では、歯周病と全身疾患の関連性や予防についてお話ししていきます。

まずは全身の健康にも影響を及ぼすのが歯周病です。

歯周病とは、歯にこびりつくプラーク（歯の表面についた細菌）や歯石の中に潜んでいる歯周病菌が、歯茎に炎症を引き起こし、歯を支える骨を破壊させ、ついには歯が抜けてしまうという怖い病気です。初期症状がないため気付きにくく、「気付いたら重症だった」という方も多くみられます。

歯周病の進行

症状 1

歯茎が赤くなり、歯磨きをすると出血することがある。疲れたときにムズムズしたりするが、噛むときは違和感がなくほとんど症状は感じない。

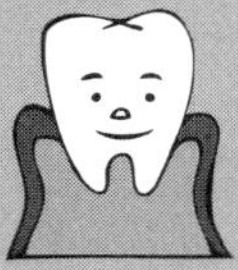

症状 2

歯茎が腫れ、常に違和感がある。普通には噛むことができるが、疲れたときなどは歯が浮くような感覚が出始める。

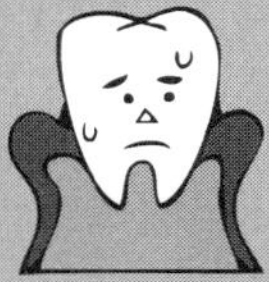

症状 3

歯茎がさらに腫れ、ひどく痛むこともある。うみがたまり歯槽骨が破壊され、歯茎がやせて長くなり口臭も強く感じられるようになる。

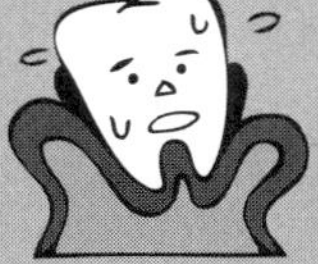

症状 4

歯茎が赤黒く腫れ、柔らかい歯ブラシでないと痛くて歯磨きができない。歯槽骨が失われ、歯が動くため噛みにくく、痛みがあって食事が辛く、強い口臭も。

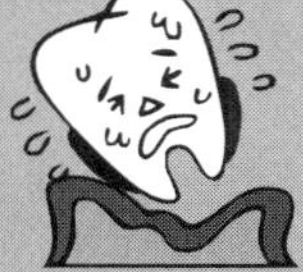

日本人にとっては非常にメジャーな病気とされているので、若いうちからメンテナンスをするということが重要なのです。

朝、適当に歯を磨き、昼は外食だからと歯磨きはせず、夜になって疲れて寝てしまい、歯磨きを忘れる、いつも甘いものを飲み、やわらかいものばかり食べるような生活の繰り返しが、歯周病の原因になっているのです。

そういう意味でも、歯周病は生活習慣病の一つといわれ、どのような食べ物を食べているか、きちんと歯ブラシで磨けているか、といったことは、まさに日々の生活習慣に関わってきます。

また、歯周病菌は何百種類の菌がいます。その中でも、歯周病をひきおこす悪玉菌は約12種類と言われています。

アメリカのスコランスキー博士は、口腔内の数百種類にもわたる常在菌を調べ、ランク分けしました。

歯周病を発病させる可能性がある菌は約12種類ですが、中でも特に悪い影響を及ぼす5つの悪玉菌が以下の通りです。

①プロフィロモナス・ジンジバーリス（P.g.菌）
②トレポネーマ・デンティコーラ（T.d.菌）
③タンネレイラ・フォーサイセンシス（T.f.菌）
④プレボテラ・インターメディア（P.i.菌）
⑤アグリゲイティバクター・アクチノミセテムコミタンス（A.a.菌）

この①〜③に位置する「プロフィロモナス・ジンジバーリス」「トレンポネーマ・デンティコーラ」「タンネレラ・フォーサイセンシス」の3つは、最も危険な悪玉菌として「レッド・コンプレックス」と呼ばれており、血流によって全身へ運ばれ、様々な影響を及ぼすと言われています。

④の「プレボテラ・インターメディア」と⑤の「アグリゲイティバクター・アクチノミセテムコミタンス」も、歯周病を引き起こす悪い菌だと分かってきました。

歯周病菌は、糖尿病、循環器疾患といった生活習慣病の他、歳を重ねると増える骨粗しょう症、誤嚥性肺炎とも関連してきます。

例えば、歯周病がある人で肥満だと、相乗効果で糖尿病になりやすくなります。糖尿病の人が歯周病を抱えることで、ますます病気が悪化し肥満になることもあります。病気と歯周病は2つの車輪のように関係し合っているのです。

糖尿病とは、インスリンの働きが悪くなるため起きる代謝障害です。インスリンは膵臓から分泌されている血糖値を下げる唯一のホルモンのことであり、その働きが悪くなると人の体は、ブドウ糖を有効に使うことができません。

その結果、慢性的に血糖値が上昇した状態になり、これを糖尿病といいます。日本人では40歳以上の約10%が糖尿病であるといわれています。平成19年国民健康・栄養調査によると、日本人のなかで糖尿病を強く疑われる人は約890万人。可能性を否定できない人は約1320万人。合わせると2210万人いると推定されているのです。

日本の糖尿病患者の約95%が2型糖尿病であり、特にこの2型糖尿病は肥満や過食、運動不足、ストレスなどにより引き起こされる生活習慣病です。

今まで糖尿病にとって、歯周病は合併症の一つと考えられてきました。しかし、近年では血糖値の管理やコントロールと併せて歯周病の管理も大切だということが分かってきました。あるデータによると、糖尿病患者は年代を問わず歯周病にかかっている人の割合が非常に多いことが分かりました。糖尿病患者が歯周病を放置すると、進行性、難治性の歯周炎になってしまうこともあるのです。

また、様々な治療を行なっても糖尿病が改善しない糖尿病患者に対し、歯周病の治療を行ったら病気が改善したという研究結果があります。

ある研究では、2型糖尿病患者に歯周病治療を行なった結果、炎症マーカーが低下するという結果になりました。また糖尿病コントロールの指標になるヘモグロビンA1c（エーワンシー）の値が平均0・4~0・5％、最大で1％も下がるという結果が出ました。歯石除去とブラッシング指導をしたグループで、ヘモグロビンA1cの値が0・4％減少、抗生物質を併用したグループでは0・7％減少という結果も出ています。

ヘモグロビンA1cの値を最大1％下げることで、細小血管障害のリスクを37％、末梢血管障害によるリスクを43％減らすことができます。これは失明や足の切断などのリスクを減らすことにつながり、さらには、心筋梗塞や脳卒中のリスクも減らすことができます。

歯周病菌が糖尿病を悪化させる理由

歯周病菌は口の中にとどまらず、血管の中に入り込み、全身に様々な影響を及ぼします。菌自体は血管内で死亡しますが、菌の持つ毒素は残り、血糖値に影響を及ぼします。

血液中に残った毒素は、炎症性物質ＴＮＦ-αの産生を促進します。ＴＮＦ-αは、血糖値を下げるホルモンであるインスリンの働きを邪魔し、血糖中の糖分の取り込みを抑えてしまうのです。

通常、ご飯を食べると血糖値は上がりますが、運動をするとブドウ糖などが消費されるので血糖値が下がります。健康な人は、インスリンなどによりきちんと血糖値が一定の範囲内に収まるように、自動的にコントロールされていますが、糖尿病になると血糖値のコントロールが難しくなります。

糖尿病は、インスリンが欠乏するか、分泌されても十分に作用しません。１型糖尿病の場合は、インスリンが分泌されない状態なので、注射を打って血糖値を下げる必要がありますが、２型糖尿病の場合は、インスリンが分泌されても、ＴＮＦ-α等の炎症性サイトカインが放出され、インスリンの司令が細胞に伝わらないようにブロックしてしまうため、血糖値をうまくコントロールできなくなるのです。

歯周病にかかると、ＴＮＦ-αなどの炎症性サイトカインが全身にまわり、その結果インスリンの司令をブロックする「インスリン抵抗性」という状態を生じさせます。当然、血糖値は上がり、その結果、糖尿病が悪化するのです。

慢性感染症である歯周病を放置すると、体は常にインスリン抵抗性がオンされた状態になっていると考えられます。

糖尿病専門医の中では、歯周病と糖尿病の関係性はよく知られていますが、一般の内科医の中ではまだあまり知られていないため、患者が適切な情報を得られないという現状があります。ですので、糖尿病が疑われた時は、歯周病のチェックもしてもらうことが大切なのです。

また、糖尿病にかかり高血糖が続くと、合併症として血管障害が起こります。糖尿病にかかると血管内に活性酸素が産出され、細胞にストレスがかかり、血管障害が起きるのです。そのため、動脈硬化も糖尿病患者が抱えるリスクのひとつになります。

また2型糖尿病では、インスリンの働きが悪くなることを補うために、多量にインスリンが放出されます。

その結果、血中のインスリンが多くなり、高インスリン血症になります。その結果、中性脂肪が増加。善玉コレステロールが低下してしまうのです。

このように糖尿病は血管にも悪い影響があり、同様に歯周病も血管に悪い影響を及ぼすことも分かってきました。

脂肪細胞から出る炎症性サイトカインは、歯周病にかかることで活性化されます。糖尿病の合併症である血管障害を見てみると、細小血管障害、大血管障害のどちらにおいても、この炎症性サイトカインが関連している可能性があることが分かってきました。このように合併症予防のためにも、歯周病の治療は必要なのです。

肥満・糖尿病・歯周病の三角関係

歯周病は感染症ですと何度もお伝えしましたが、感染したからすぐに症状が出るというものではありません。

歯周病は初期段階では症状がないため、感染してもすぐには発症しないので、気付かれにくいのです。

しかし、糖尿病や肥満、ストレス、喫煙など複数の要因が重なった時に発症しやすくなると言われていますが、その中でも肥満と糖尿病は特に悪い影響を与えてしまいます。

食べ過ぎ、飲み過ぎ、寝不足、喫煙など、肥満の要因は日常の中に潜んでいます。体が重くなると、運動量が減ってしまうため、筋肉も減ります。

その結果、基礎代謝も落ちてしまい、さらに太りやすくなるという悪循環に陥ってしまうのです。

また、太りすぎるとメタボリックシンドロームと呼ばれる状態になります。

〈メタボリックシンドロームの定義〉

◎おへその高さの腹囲が男性85センチ、女性90センチ以上

◎この条件に次の3つの症状のうち2つ以上該当した場合

・中性脂肪150mg／dl以上、HDLコレステロール40mg／dl未満のいずれかまたは両方

・血圧が上で130mmHg以上、下で85mmHg以上のいずれかまたは両方

・空腹時血糖が110mg／dl以上

脂肪細胞はエネルギーを貯蔵する役割の他に、ホルモンを分泌する機能も持っています。通常の脂肪細胞からは、善玉ホルモンであるアディポネクチンが分泌されます。これは糖尿病の予防や動脈硬化の進行を抑止してくれるものです。

しかし、肥満になると脂肪細胞が肥大化し、善玉ホルモンのかわりに悪玉の炎症性サイトカインであるTNF-αが分泌されるようになります。

このTNF-αは、歯周病でも分泌されるものであり、肥満と連動してダブルでインスリンの働きを悪くします。

そういった理由で「歯周病」と「肥満」が重なると、糖尿病を発症しやすくなり、また症状も重症度が増します。

アメリカ先住民を対象にした研究結果によると、糖尿病の人はそうでない人に比べて2・6倍歯周病になりやすいという結果が出たようです。

また、九州大学の研究では、肥満ではない人に比べてBMI25～30未満の人だと3・4倍、BMI30以上になると8・4倍も歯周病になりやすいという結果もありました。

そのため、歯周病と肥満、糖尿病は三角関係になっているのです。

3つのうちいずれかの治療を受けているの

＜歯周病・糖尿病・肥満＞
負の三角関係

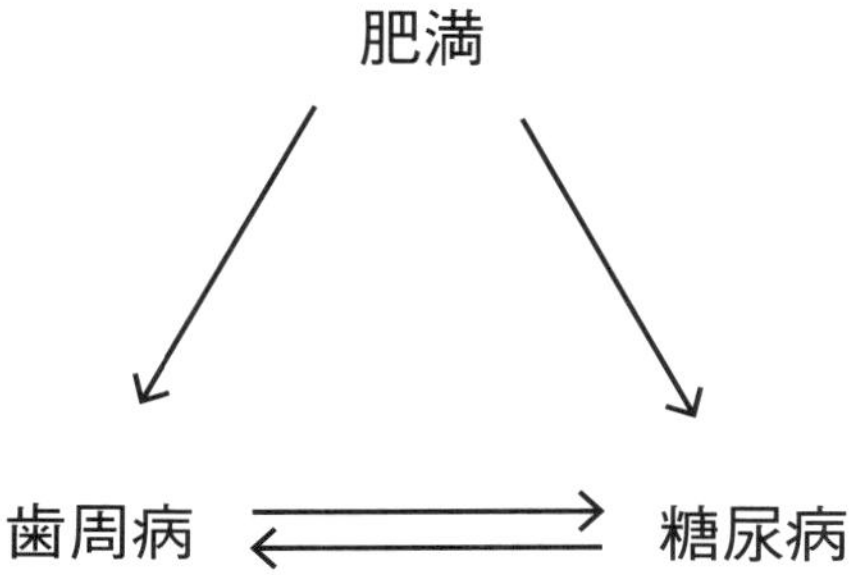

であれば、その3つを同時に治療をする必要があると言われるのはそういう理由があるためなのです。

BMIとは?

栄養状態評価に用いられる体格指数

BMI

＝

体重（kg）÷ 身長（m）÷ 身長（m）

年齢	理想的な BMI
18〜49 歳	18.5〜24.9
50〜69 歳	20.0〜24.9
70 歳以上	21.5〜24.9

BMI25 以上は肥満

『日本人の食事摂取基準（2015年版）』より

タバコと歯周病の関係

喫煙をするとニコチンや一酸化炭素により、血管が収縮してしまいます。そのため歯肉が炎症を起こしても出血せず、表面がゴツゴツとした堅い状態になってしまいます。出血がないため、気付かないうちに症状が重く進行してしまうことがあります。

血管が収縮して血流が低下したり、一酸化炭素により体内が酸素不足になったりすると、ビタミンCや酸素が歯肉まで提供されなくなります。

その結果口腔内が栄養失調になり、唾液も減り、細菌の繁殖を抑えることができなくなります。やがて歯石や歯垢が増えてしまうことになり、歯周組織が持つ攻撃に抵抗する力が弱くなってしまうのです。

喫煙することで歯周病にかかりやすくなってしまうだけでなく、治りにくくなってしまうのはこのためです。

また両親が喫煙者の場合、子どもにも注意が必要です。子どもが受動喫煙してしまうと、歯肉のメラニン色素沈着を起こす比率が高くなることが報告されています。

４０００種類以上の化学物質、２００種類以上の有害物質、50種類以上の発がん性物質など、タバコにはニコチンやタールをはじめとする、これほど多くの有害物質が含まれています。

そして、喫煙することでがんや心筋梗塞、脳卒中などになりやすいことが知られています。

２００７年に発表された日本におけるリスク要因別関連死亡者数のデータを見てみると、高血圧や運動不足、高血糖など様々なリスクがあるなかで、群を抜いて関連死亡者数が多いのが喫煙なのです。

またタバコは病気だけでなく、声や見た目の印象にも影響を与えます。

タバコによってしゃがれた声を「スモーカーズボイス」と言います。また顔に特徴的な変化をもたらすことを「スモーカーズフェイス」と呼びます。

例えば、次のような特徴をひとつでも満たしてしまうと、スモーカーズフェイスに当てはまります。

◎頬の深いしわや口角や目尻、あごに広がる浅い小じわ

リスク要因別の関連死亡者数(2007年)

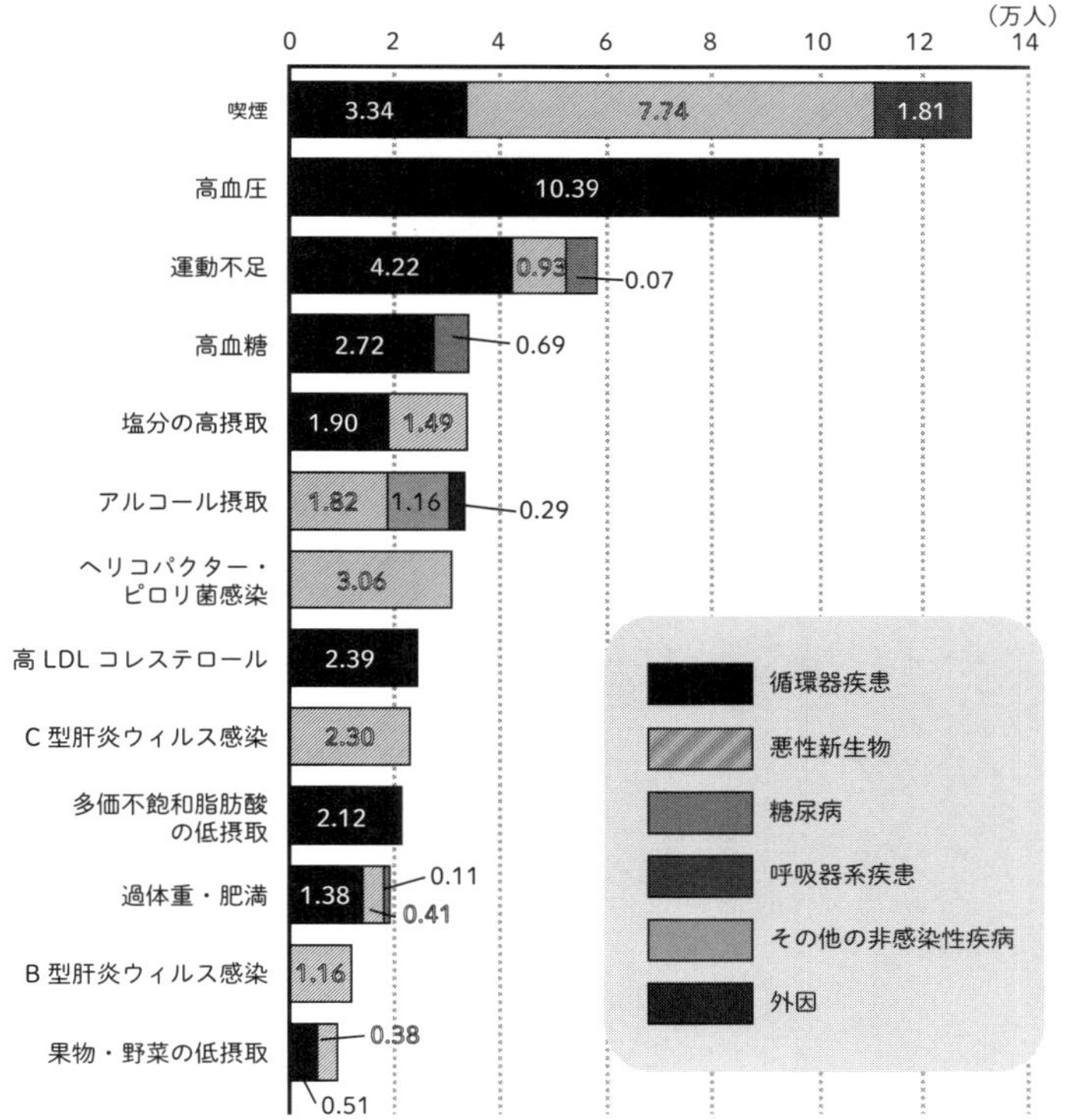

資料：厚生労働省健康局「健康日本 21（第 2 次）」

◎骨の輪郭が目立ち、徐々にやつれていく
◎灰色にくすんだ肌
◎オレンジ、紫、赤色のまだらのような多血症顔貌
このような変化をもたらす原因としては、次のようなものが考えられます。
◎ニコチンにより血管が収縮し、肌の血行が悪くなる
◎一酸化炭素を吸うので、酸欠状態になる
◎タールが原因で黒ずみになる
◎ビタミンCが破壊され、メラニンを抑制する機構が崩壊する
◎活性酸素が増え、コラーゲンが破壊される
◎肌が乾燥する

化粧品メーカーが行なった調査によると、喫煙者は同年齢の非喫煙者に比べてメラニンの量が1～2割ほど多いことが分かりました。これは5歳年上の人と同じメラニン量ということになります。

また、よく紫外線にあたる喫煙者は、あまり紫外線にあたらない非喫煙者と比べて肌年

齢が10歳もの開きがあることが分かったのです。タバコは健康だけでなく、美容面でも大きなダメージをもたらすのです。このように喫煙は様々な病気を引き起こします。実は歯周疾患においても、発症・進行における大きな因子になっています。

〈喫煙と関連のある口腔疾患と症状〉

●歯肉メラニン色素沈着、白板症、口腔癌、扁平紅色苔癬《へんぺいこうしょくたいせん》、カンジダ症、歯周病、タバコ色素沈着、歯石沈着、根面のう蝕、正中菱形舌炎《せいちゅうりょうけいぜつえん》、黒毛舌《こくもうぜつ》、口臭、唾液の性状の変化、口唇裂、口蓋裂

喫煙が歯周疾患を進行させるメカニズムについても明らかになってきています。まずは細菌の感染、侵襲。喫煙すると特に浅い歯周ポケットに細菌が多く定着します。次に免疫系に影響を及ぼした結果、防御能力が低下してしまいます。壊れた歯周組織を修復する細胞は、ニコチンなどの影響で産生能など機能が低下し、再生・修復にも障害が及んでしまうのです。禁煙すると、数週間で非喫煙者レベルまで血流量などは回復しますが、歯周疾患へのリスクが低下するまでには年月がかかってしまいます。タバコをやめ、長期間禁煙するほど歯周疾患治療や予防には効果的なのです。

骨粗しょう症と歯周病

骨粗しょう症とは、骨密度が低下して骨がもろくなる病気です。日本では推定1000万人以上いるといわれています。およそ9割が女性です。女性の場合は、閉経後などにエストロゲンの分泌が低下し、骨粗しょう症を発症しやすくなります。同時にこの骨粗しょう症と歯については関連があると、様々な研究で報告されています。

骨粗しょう症になると全身の骨が弱くなると同時に、歯を支えている歯槽骨も弱くなります。さらに歯周ポケット内では炎症を起こす物質が作られるため、歯周炎が進行してしまうのです。

また骨粗しょう症の薬であるビスフォスフォネート製剤を服用している場合、抜歯した後周囲の骨が壊死するというトラブルが報告されています。骨粗しょう症は、閉経後はかかりやすく進行しやすい状態になってしまいます。これまでよりも意識して予防を行ないましょう。

まずは食事面の改善です。カルシウム、ビタミンD、ビタミンKなど、骨密度を増加させる栄養素を積極的に摂り、骨を丈夫にしましょう。カルシウムとビタミンDを同時に摂ることで、腸管でのカルシウム吸収率がアップします。

カルシウム剤を飲むよりは、食事から摂るように心がけてください。以下、骨粗しょう症予防に良い食品を紹介します。

カルシウムを多く含む食品

牛乳、乳製品、小魚、干しエビ、小松菜、チンゲン菜、大豆製品など

ビタミンDを多く含む食品

サケ、ウナギ、サンマ、メカジキ、イサキ、カレイ、シイタケ、キクラゲなど

ビタミンKを多く含む食品

納豆、ホウレン草、小松菜、ニラ、ブロッコリー、サニーレタス、キャベツなど

食事療法だけでなく、骨密度を低下させない運動も大切です。運動不足は骨密度を低下させてしまいます。日常生活のなかで階段の上り下りやウォーキング、ジョギングなど、無理のない範囲で続けてみてはいかがでしょうか。

歯や舌の筋力が弱ると、誤嚥《ごえん》性《せい》肺《はい》炎《えん》が増加する

2011年に厚労省が発表した日本人の死因を見てみると、肺炎が3位に入ります。肺炎で亡くなった人の92%は65歳以上の高齢者です。なかでも要介護の人が30〜40%を占めています。この高齢者の死因の多くが誤嚥性肺炎です。

水を飲み込んだ時、間違って肺に入って咳き込むことがあります。同じように食べ物と一緒に口腔内の細菌が間違って気管や肺に入り発症するのが誤嚥性肺炎です。

通常ですと、間違って異物が入った時は、咳をすることで異物を追い出し肺を守っています。しかし、高齢になるとうまく咳ができず、食べ物などと一緒に細菌が肺に入り込み、肺炎を発症してしまうのです。

とくに誤嚥性肺炎が起こる原因として、噛む力や飲み込む力の衰えがあります。噛む力とは、歯、舌、筋肉という様々な器官を動かして食べ物を噛むことを指します。

誤嚥性肺炎とは

○正常な状態

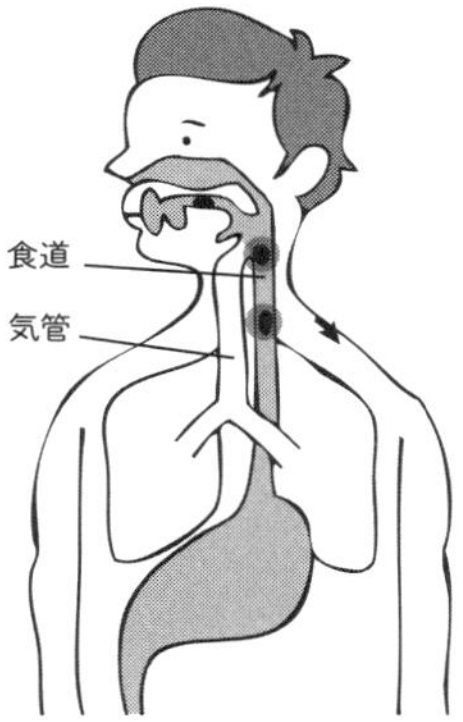
食道
気管

× 誤嚥の状態

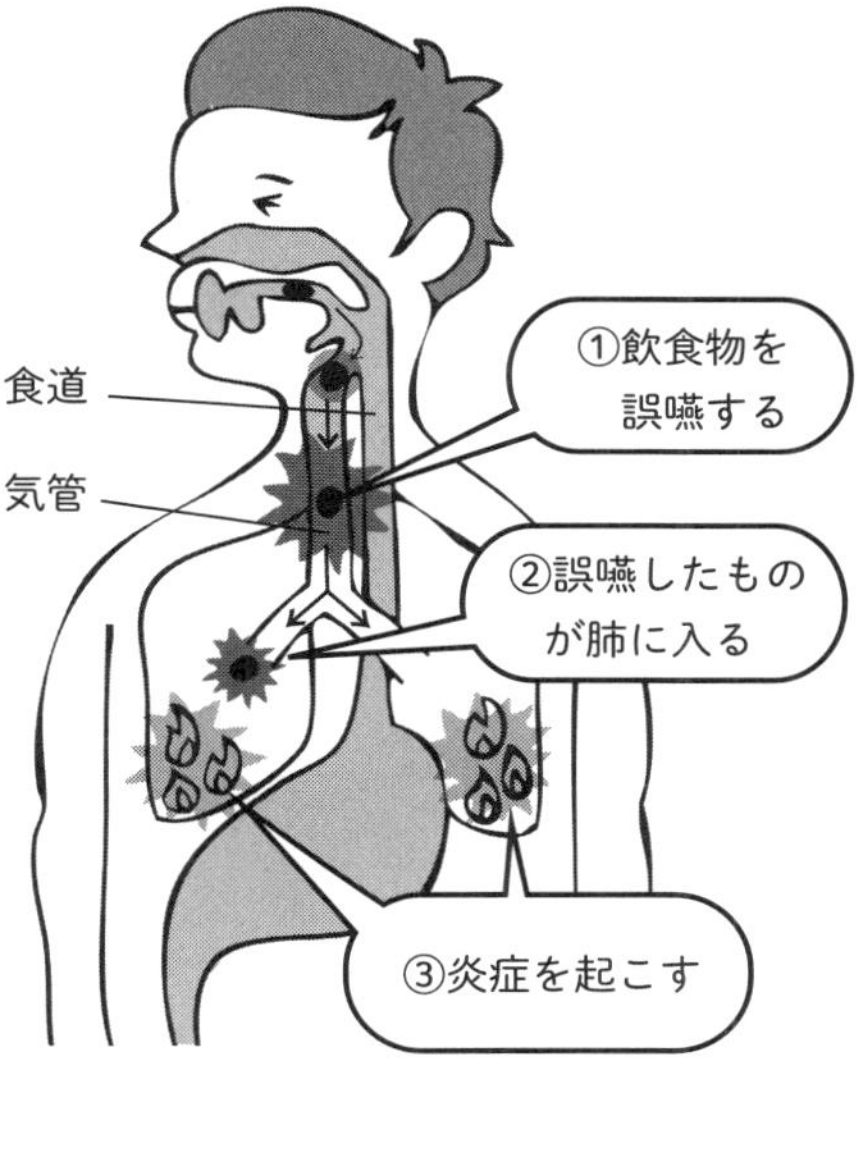
食道
気管
①飲食物を誤嚥する
②誤嚥したものが肺に入る
③炎症を起こす

食べる力に関しては、まず舌を使って食べ物を飲み込みます。これには呼吸とのバランスも必要です。通常、喉頭蓋《こうとうがい》と呼ばれるふたのような部分が、食べ物が入らないように気道を塞ぐことで、食道に食べ物が入るようになります。通常であれば、反射的に気道を塞ぐのですが、その反射が鈍り、喉頭蓋がタイミングよく閉まらないと、誤嚥につながってしまいます。

寝ている間に逆流してきた胃液などが喉頭蓋をぬけて肺に入り込み、肺炎を起こしてしまうこともあります。

人は体を使わないと、様々な機能が衰えていきます。食べるプロセスも使わなければ、どんどん衰えていきます。胃ろうや鼻からチューブを通して食べ物をとっていると、さらに食べる力は衰え、逆に誤嚥のリスクが高まってしまうのです。

飲み込む力が弱まると、胃に流し込んだ流動食が逆流して喉まで上がってしまうことがあります。それを誤嚥して肺炎の原因になるケースもあるのです。

そういった誤嚥性肺炎を予防するには、常に口の中を清潔に保つ定期的な口腔ケアや、嚥下機能が落ちないようなリハビリテーションをすることが重要なのです。

嚥下機能をアップするリハビリ運動

首の体操

ゆっくりと後ろを振り返る。左右とも行う。耳が肩につくように、ゆっくり首を左右に倒す。首を左右にゆっくりと１回ずつ回す。

肩の体操

両手を頭上に上げ、
左右にゆっくりと下げる。
肩をゆっくりと上げてからストンと落とす。肩を前から後ろ、後ろから前へゆっくり回す。

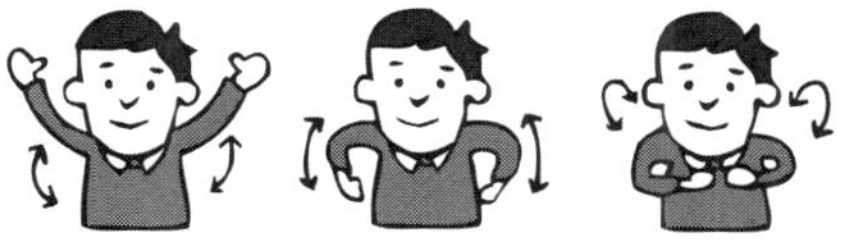

舌の体操

舌をべーっと出す。
舌を喉の奥の方へ引く。
口の両端をなめる。
鼻の下、顎の先をさわるようにする。

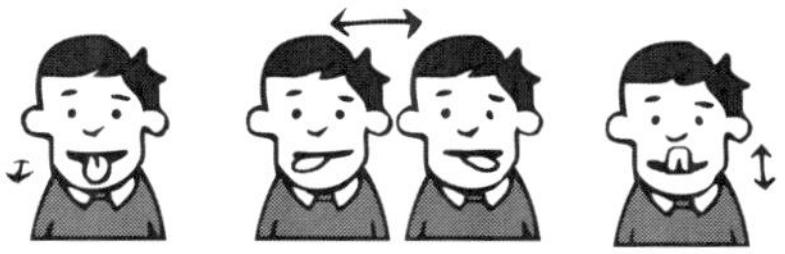

発声の練習

「パ・ピ・プ・ペ・ポ」をゆっくり、はっきり繰り返しいう。

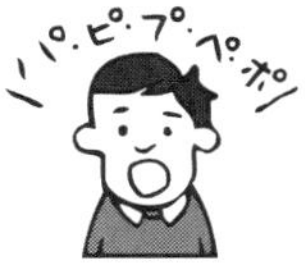

歯周病で発症率が上がる循環器系疾患

歯周病菌は動脈硬化などの病気と大きく関連していることが分かってきました。動脈硬化は血管内にプラークという沈着物ができ、血液の通りが悪くなるものです。血液の通りが悪くなると、狭心症や心筋梗塞、脳梗塞などになります。

今まではこれらは不規則な生活習慣、運動不足、ストレスなどが要因とされてきましたが、新しい因子として歯周病が注目されているのです。

動脈硬化を起こした血管内のプラークを調べた結果、その中に歯周病菌がいることが東京歯科大学の研究でも証明されました。

また、アメリカのデータによると、60歳未満で歯周病によって骨の吸収が重度な人は、そうでない人と比べて2・48倍、心血管疾患を発症しやすいという報告もあります。

また歯周病が重症化すると、心臓・腎臓死が増えたというデータや、歯周病の治療で動脈壁の状態が改善したというデータもあるのです。

歯周病菌は血液中に侵入します。この状態を菌血症と言い、健康な人はこれだけでは病気になりません。

血液に入り込んだ歯周病菌は、血管内の傷に対して炎症を起こします。すると、炎症反応でプラークが形成されてしまいます。これが動脈硬化の原因です。このプラークの中でさらに炎症が起きると、やがて爆発を起こします。すると、血栓が血液の中に飛びます。それが心筋梗塞などを起こす原因になるのです。

このように歯周病は血管の状態を悪化させてしまいます。そうならないためにも、生活習慣改善に加え、歯科受診や毎日のブラッシングをさらに意識して行なうと良いでしょう。

歯周病菌は血流を通して関節リウマチを起こす

「歯を抜くと関節炎が治る」と古代ギリシアの医者、ヒポクラテスは言ったそうです。その時代から、関節炎の原因が歯であると分かっていたようです。

関節リウマチとは、免疫異常の一種で、自分の関節組織を免疫が攻撃してしまい、関節に炎症が起き、ついには変形して動かなくなってしまいます。近年、シトルリンというアミノ酸の一種が原因であることが分かってきました。このシトルリンというアミノ酸を出す菌が、歯周病菌だけなのです。歯周病菌は血流を通して関節に潜り込み、関節に入った菌は、タンパク質をシトルリンに変えてしまいます。このシトルリンは通常体内にはないものなので、体の免疫システムが作動してしまいます。免疫が攻撃を開始すると、炎症性のサイトカインが出てしまい、炎症になる。つまり、リウマチが起きるのです。もし長年リウマチに悩んでいるとしたら、歯周病がないかどうか診てもらうのが良いかと思います。

歯周病がもたらす様々なリスク

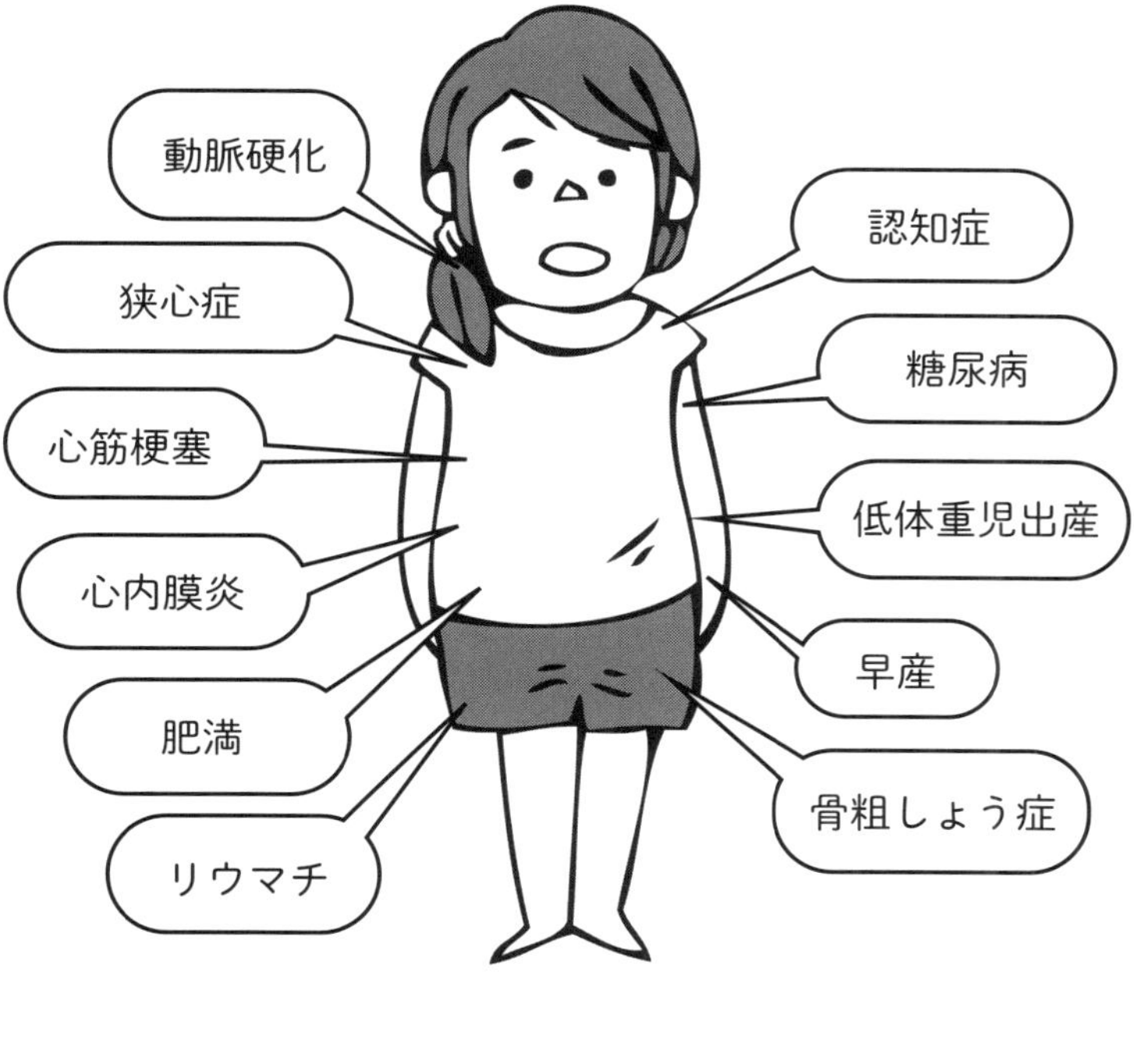

「妊娠をしたら歯医者に行きましょう」と言われる理由

「妊娠が分かったら、まずは歯医者に行きましょう」と言います。たしかに、妊娠中期から後期にかけて、歯肉炎にかかりやすくなると言われています。

その原因のひとつは、つわりによる口腔内環境の悪化です。つわりには個人差がありますが「歯磨き粉のニオイが苦手になり、歯磨きができなくなる」という方も多いようです。また、つわりがひどいと口の中に何かを入れることすら気持ち悪いという方もいます。歯磨きをして口の中を清潔にしなければ、口腔内は雑菌だらけになってしまいますが、気持ち悪いという場合はやむを得ません。

もうひとつが、女性ホルモンのエストロゲンです。エストロゲンは、歯周病菌の増殖を促す他、歯肉を作る細胞を標的とすることが知られています。油断すると、出産後に歯肉炎から歯周病に移行することにもなるので、妊娠中は普段以上に、プラーク（歯垢）の量を減らす「プラークコントロール」を行なう必要があるのです。

また歯周病菌は、お母さんの口腔内だけでなく、胎内にいる赤ちゃんにも影響を及ぼすといわれています。実際、お母さんが歯周病にかかっていると、低体重児や早産の可能性が高くなるともいわれているのです。その場合の危険率は、高齢出産やタバコ、アルコールといった要因よりもはるかに高い数字です。

歯周病は予防ができる病気です。生まれてくる赤ちゃんのためにも日ごろの予防が大切になってくるのです。

その意味でも、妊娠中からの口腔ケアが母子ともに健康になる秘訣なのです。

子どもの虫歯は親次第

親たちの口腔内に対する意識が高まってきたこともあり、1歳半健診や3歳健診などでは、以前に比べ、虫歯がある子は減ってきています。

ただ、一部の子どもに集中して何本も虫歯があるというパターンが目立つので、そういう場合は必ず、その子の親に「どんな食生活を送っているのか」を具体的に聞いてみることにしています。

すると、やはり食生活の乱れや仕上げ磨きをしてあげていない、などの現状が見えてきます。

最近「虫歯の数は親の経済状況につながる」というニュースを見ましたが、たしかに経済状態が悪いと「予防のために歯医者に行く」という意識が欠如しているようにも思えます。また、そういう親は、水やお茶の代わりにスポーツドリンクや乳酸菌入りドリンクを与えられていることがよくあります。

スポーツドリンクは、薄味のものでもかなりの糖分が入っているものが多いのですが、そういった事実を知らずに、水分補給のために飲み続けると虫歯だらけになってしまうのです。

虫歯のない子どもは、フッ素を塗ったりするだけの簡単な処置で済みますが、虫歯の子どもが歯医者に来ると、やむを得ず、子どもが嫌がるような治療をしなくてはなりません。毎回、歯を削ったり、麻酔をしたり、神経を取ったりすると、その子は歯医者に来ること自体トラウマになります。

「歯医者=怖い」というイメージができ上がってしまうので、そういう子は、大人になっても、我慢できないくらい痛くなるまで歯医者に行きたがりません。

その結果、虫歯がさらに重症化し、結局、神経を取らざるを得ないことになります。その後もまた、虫歯になっても痛みさえなければ歯医者には行かず重症化してしまいます。そんなことを繰り返していると、歳をとった時に歯が少なくなってしまうのです。

子どもをそんな目にあわせないためには、間食は時間を決めて与えたり、糖分を過剰摂取しないようにしたり、子どものために親自身が食生活への意識を改めることが重要です。

また、3ヵ月ごとに定期健診を受けるようにしましょう。予防がしっかりできていれば、歯科医院で痛いことはされません。

わたしの歯科医院でも、喜んで来院する子どもたちがたくさんいます。子どもたちは治療ではなく予防のためにくるので、歯科医院が怖い場所ではないのです。

そのように導くのは、親の役目です。永久歯列が完成するまでは、虫歯は間違いなく親の責任だと私は思います。一生使い続ける大切な歯だからこそ、親の意識が何より大切なのです。

次の章は、赤ちゃんから高齢者まで全ての世代の方々に有益な「唾液」に関するお話です。

コラム

2 歯科衛生士のお仕事

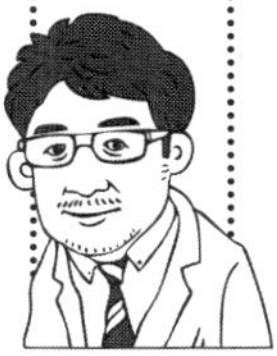

歯科衛生士とは、歯科疾患の予防をはじめ口の中の衛生の向上のために歯と口の健康をサポートする国家資格の専門職です。仕事の内容は、以下の3つになります。

① 虫歯や歯周病の予防措置

虫歯や歯周病を予防するために、フッ素の塗布、シーラント、歯垢（プラーク）や歯石の除去、ブラッシング指導などの予防処置を行ないます。

② 歯科診療のフォロー

歯科診療は歯科医を中心とした「チーム医療」です。その中で歯科衛生士は歯科医の指示のもと診療をフォローしながら、治療の一部を担当することもあります。また、歯科医と患者さんとの間に立って円滑なコミュニケーションを図る役割も担っています。

③歯科保健の指導

生活習慣病である虫歯や歯周病は予防が何より大切です。それには不良な生活習慣を改善してセルフケアを促すための支援や指導が必要です。そのため、歯科衛生士は歯磨き指導をはじめとするセルフケアを専門的に支援します。さらに近年では、食育や高齢者の口腔ケア、要介護者の嚥下機能訓練なども歯科衛生士の大切な仕事のひとつになっています。

以上のように歯科衛生士のお仕事は、歯科医院の中だけでなく学校や施設などで幅広く虫歯予防や歯の健康の促進のために活動をしています。

3章

口臭・ドライマウスは「唾液」が関わっていた！

口臭予防からアンチエイジングまで！こんなに大切な唾液の役割

第1章でもお伝えしたように、唾液は3大唾液腺と呼ばれる「耳下腺」「顎下腺」「舌下腺」と、口の中の粘膜に分布している「小唾液腺」から1日に1～1・5リットル分泌されています。お気に入りのスイーツを想像するだけで口の中に溢れてくる唾液とはどのようなものでしょうか。唾液は、消化だけでなく様々な役割を担っています。第3章では唾液の働きについてお話ししていきましょう。

食塊《しょっかい》形成作用

唾液は、口に入った食物を飲み込みやすくします。唾液中の水分とネバネバ成分のムチンなどの粘り気で、食物を塊にすることによって、はじめて飲み込むことができます。逆に水分のないぱさぱさの状態では、食物は飲み込むことができません。

また、食事が飲み込めなくなるとエネルギー摂取効率が悪くなり、全身の健康状態が低下してしまいます。さらに唾液に含まれる抗菌物質が取れなくなり、感染症にもかかりやすくなります。

消化作用

唾液中の消化酵素であるアミラーゼは、デンプンを分解して食物の消化を助け、吸収しやすくします。よく噛むと、消化に良いと言われるゆえんです。胃に負担をかけないためにも、よく噛んで食事をしましょう。

粘膜保護作用

唾液には、ムチンというネバネバしたタンパク質が含まれています。

ムチンは、おせんべいやクッキーなどの乾いていて固さのあるものと、口の粘膜が接触しても傷つかないように、口の粘膜をコーティングしています。口の粘膜を損傷や感染から守ってくれています。

潤滑作用

噛む時や、発音などで口やあごを動かす時は、唾液が潤滑油のような働きをします。また、食べ物を飲み込みやすくしたり、発音や会話をしやすくしたりします。

抗菌・自浄作用

唾液は、様々な抗菌作用を持つ物質を含んでいて、口の中の細菌を取り除きます。口の中の唾液が減ると、食べかすが口の中に残り、虫歯や歯周病になりやすくなります。寝ている間は唾液分泌量が少ないので、抗菌作用や自浄作用が低下し、虫歯菌や歯周病菌が増殖します。起床時に口臭を強く感じるのは、口の中に菌が繁殖しているからです。

中和作用（緩衝能《かんしょうのう》）

通常、口の中はpH6・8から7くらいで中性に保たれています。ところが、食事で糖や炭水化物を摂取すると、口の中の細菌が酸を生産し、酸性に傾きます。この酸が歯のエナメル質を溶かして虫歯が発生します。唾液は、食事で酸性になった口の中を中性に戻そうとします。これを唾液の緩衝能と呼んでいます。

様々な原因で唾液の緩衝能が低下すると、食後酸性に傾いた口の中が、いつまでも元の中性の状態に戻りません。そのため、虫歯になる危険性が高くなります。

また、pHが中性まで回復する前に間食をしてしまうと、pHは酸性のままの状態が長引いてしまい、虫歯が発生しやすくなります。ダラダラ食べたり、頻繁に甘い飲み物を飲むことは虫歯や歯周病予防には禁物です。

「間食は時間を決めて控えめに」という指導は、歯の健康のためにとても理にかなったものと言えるでしょう。

修復作用

唾液で口の中が中性になると、歯のエナメル質が溶ける作用は止まります。そして、唾液中のカルシウムイオンやリン酸イオンが働いて再石灰化と呼ばれる歯の修復が始まります。

さらに唾液には傷を治す上皮成長因子（EGF）や脳神経の老化を防止する神経成長因子（NGF）などが含まれています。口の中の傷は他の体の部分より早く治るのはそのためです。唾液量が減ると、口の中の傷は治りにくくなります。

野生動物などは、傷つくと、傷口を丁寧に舐めていることがありますが、本能的に唾液の作用を理解しているのでしょう。

このように唾液には、消化から歯の修復作用まで、様々な働きがあります。

よく噛んで食事を楽しむと、唾液がよく出て、様々な唾液の働きを享受することができます。

唾液と虫歯・歯周病との関係性

虫歯は「虫歯菌」「糖分」「歯質」の3つの要因がそろった時に発生します。この3つがそろった状態に「時間の経過」が加わることで、虫歯菌の出す酸により歯が溶かされ、虫歯になってしまいます。しかし、唾液の働きで、中和作用や修復作用により、虫歯の発生を防ぐ働きをしているのです。

虫歯や歯周病予防というと、真っ先に思い浮かぶのは「正しいブラッシングをして、口の中を清潔に保つこと」です。もちろん正しいブラッシングは大いに効果的ですが、口の中を清潔に保つために欠かせない要素が、「唾液の分泌を増やすこと」です。

歯の健康は、唾液で守られています。唾液の分泌量を増やすことは、正しいブラッシングを実践することと同じくらい、虫歯や歯周病予防に効果的です。唾液の役割で出てきた、「抗菌・自浄作用」で、唾液が口の中の食べかす等をきれいに流してくれるからです。

唾液の分泌量が少ないと、食べかすが大量に口の中に残り、細菌が食べかすを餌にどんどん増殖していきます。歯周病の温床である「プラーク（歯垢）」ができやすくなってしまうのです。そのため唾液が豊富に出ているだけで歯周病はかなり防げる、という研究結果もあります。また、唾液はpH調整の役割の他に、口内細菌繁殖を抑える作用もあります。唾液の抗菌作用は虫歯や歯周病だけでなく、細菌が原因のインフルエンザや肺炎も防ぐと言われています。「口からこぼれるほどの唾液」を分泌する力がある赤ちゃんの口の中は清潔に保たれやすく、口臭がすることもなく生命力にあふれています。正しいブラッシングとともに唾液の分泌量を増やし、虫歯や歯周病、さらには全身疾患も予防しましょう。

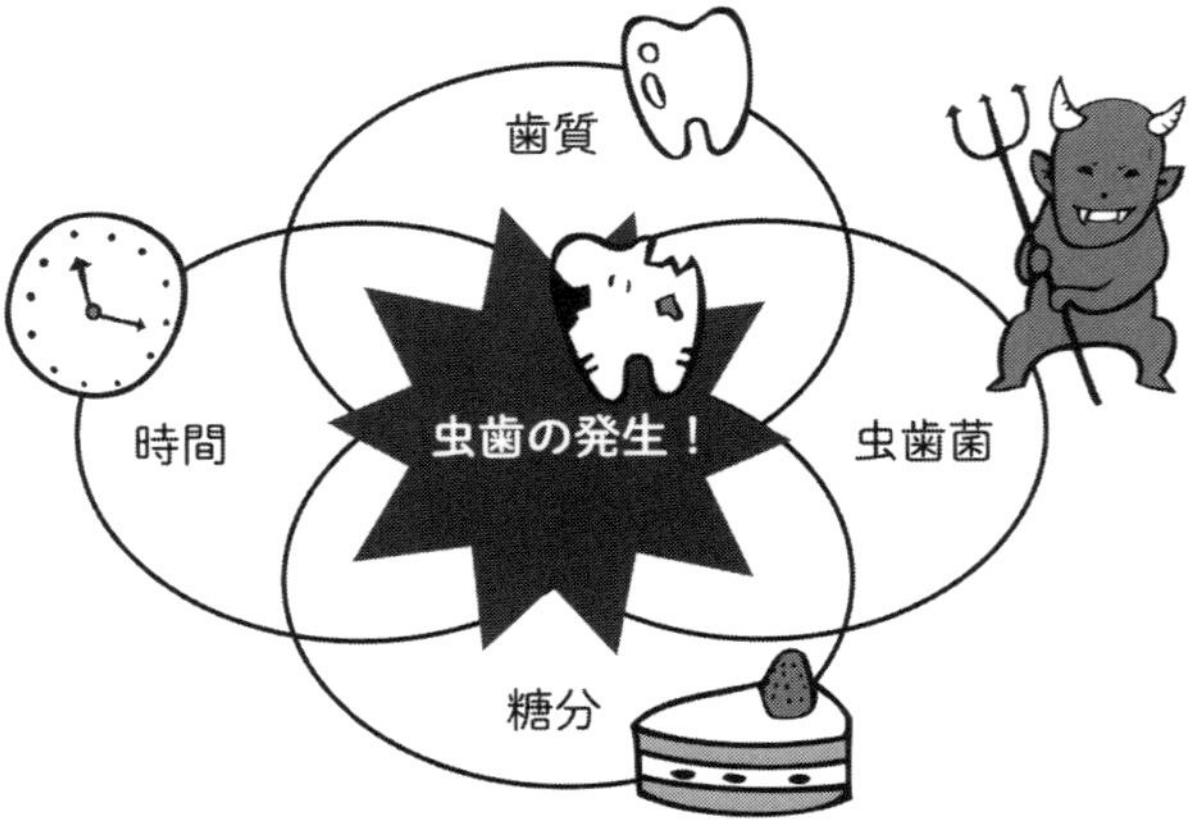

唾液の減少は〝噛めない〟環境が問題だった！

唾液が少なくなり口が乾くドライマウスの患者さんは増加傾向にあり、推定で800万人、潜在患者を含めると3000万人いるだろうと言われています。

原因は、ストレスや高齢化に伴う様々な問題があります。

これまで唾液分泌の低下は老化が原因とされてきました。ある意味、当てはまるところもあると言えるでしょう。

しかし、それは加齢によって唾液腺の機能が低下するからではなく、加齢関連疾患にかかりやすくなるという側面があると思います。糖尿病、脳血管障害、シェーグレン症候群など口渇を症状とする疾患の発症や、降圧剤、向精神薬、抗アレルギー薬、睡眠薬等の複合的過剰服用の副作用で口渇症状を呈したり、唾液腺のまわりの筋肉低下、がんの放射線治療などによる唾液腺の萎縮、ストレスなど、複合的な要因が重なり、ドライマウスの患者さんが増え続ける状態を招いています。

また、歯が抜けたままにしていたり、入れ歯が合わなかったりしてしっかり噛めないことも唾液分泌の低下の要因です。虫歯や歯周病が悪化して歯が抜けないように日頃からケアすることが、唾液分泌の機能低下を防止する大切なポイントです。

裏を返せば、ドライマウスのリスク要因を一つ一つ取り除いていけば、唾液量の減少を食い止めることができるようになるでしょう。そうすれば高齢になっても、唾液がよく出る、健康な状態を目指すことができます。

そのために毎日の歯周病ケア、虫歯ケアが重要です。「80歳で20本の歯を残そう」という8020(ハチマルニイマル)運動は、唾液のためにも、全身の健康のためにもとても大切な働きかけです。

唾液が出れば問題解決？おいしい食事と長生きの関連性

食は、健康の源です。栄養バランスに配慮した、おいしい食事を愛する家族や親しい友人と食べる。これは何物にも代えがたい人生の楽しみの一つです。また、同時に食事は生きていく上での大切なエネルギー摂取の場でもあります。

その食事で、噛む機能としての歯や歯周組織があるだけでは、食べたり、飲み込んだりできません。そこで重要な役割を果たしているのが唾液です。

もしも、唾液がなかったら……食事の場面を想像してみてください。

まず、せんべいのような固いものを食べれば、口の中の粘膜は傷だらけになります。噛み砕いても、食べ物はいつまでもバラバラのままです。飲み込みやすいかたまりである〝食塊形成〟ができないので、ごっくんと飲み込めません。

また、唾液と長生きの関連性は、口の中を覗いてみればよく分かります。

生まれたばかりの赤ちゃんは口からよだれがどんどん出ますが、死期が近い患者さんは、ほとんど唾液が出ず、口の中がカラカラに乾燥しています。

唾液を見れば寿命が分かるというのは、ある意味、本当のこと。

逆をいえば、唾液がたっぷり出るような食生活や生活習慣を身に付ければ、いつまでも若々しくいられるということになります。

赤ちゃんほどは出なくても、唾液マッサージや、よく噛むこと、水分を意識して取ることで、唾液が多いみずみずしい口の環境を作りたいものです。

「ドライマウス（口腔乾燥症）」は、口の中が乾く症状全般のこと

ドライマウスの原因は様々ですが、唾液の量が減少した状態です。自分でも気づかないうちにドライマウスになっているかもしれません。チェックリストを用意してみました。こんな症状はありませんか？

□口の中が乾いて、ネバつくことがある
□口で呼吸をしている
□食事中によく水やお茶を飲む
□パンやおせんべいなど乾いた物が噛みにくく、飲み込みにくい
□最近味覚が変わり、味がよく分からないことがある
□目や鼻が乾きやすい

□日中に、よくのどが渇く
□夜間、起きて水を飲むことがある
□口内炎や唇のひび割れができることがある
□舌がピリピリして、口の中がヒリヒリすることがある
□口臭がきつくなった

いくつか、心当たりがありましたか？　当てはまる項目が多いほど、ドライマウスの可能性は高いといえます。ドライマウスの診断のため、歯科医院などでは、唾液量検査を行っています。安静時唾液（何もしていない時）は、15分で1・5ミリリットル、刺激時唾液（ガムを噛んで検査します）は10分で10ミリリットル出るかどうかを検査します。個人差がありますので、おおよその診断の目安にします。

ドライマウスの患者さんは現在、日本に約800万人います。国民の4～5人に1人は、何らかの〝口が乾く〟症状を持っていることになります。広い意味での「ドライマウス」は唾液量の低下だけでなく、「口が乾いている」と自覚する症状の全てを指しています。

唾液量の減少が、ドライマウスの原因

口が乾くのは、何らかの原因で唾液が減っているからです。口の乾燥で喉が渇きますし、口の中がネバついたりします。

食事の時も、食物が噛みにくかったり、飲み込みにくかったり、むせたりすることがあります。

私達は自覚していませんが、噛むことで唾液を使って食物の一部を溶かし、それを舌で感じて味わっています。

唾液が十分に出ないと、食事の本来のおいしさが味わえなくなってしまい、「味がよくわからなくなった」「味覚が変わった」などの変化を感じることもあります。楽しいはずの食事が、文字通り味気ないものになります。

口が渇いていると、食後も食べかす、ばい菌が流されずに口の中に残ります。唾液の中の抗菌物質が少なくなるため口内細菌が増え、虫歯や歯周病にも悪影響が出ます。

その結果、口臭が強くなることもあります。

口の中がヒリヒリする、舌が痛いなどの原因は、カンジダなどの感染や口内炎の他、ドライマウスも疑われます。

このように様々な症状を起こすドライマウスは、唾液の減少が原因といっても過言ではありません。唾液の分泌量を復活するにはどうしたらいいのでしょうか?

その対策を続いてお話します。

唾液は〝唾液腺〟で作られている

意外に感じるかもしれませんが、唾液の原料は血液です。原料が同じなので、唾液は血液とほぼ同じ情報を持っています。

そのため、ＤＮＡ鑑定なども唾液でできることになります。刑事事件などでもＤＮＡ鑑定に活用されています。

１日に作られる唾液の量は、１～１・５リットルにもなります。ビッグサイズのペットボトル１本分の唾液が、毎日体の中で作られていることになります。

唾液腺でできた唾液は、口の中に出てくる他に、内分泌といって血液中に唾液の持つホルモンを放出しています。血液から作って、さらに重要なホルモンを全身に供給します。唾液は、全身の様々な器官の調整に大切な役割を担っていると言えるでしょう。

唾液が出る唾液腺は、大唾液腺と小唾液腺があります。唾液の分泌量が多いのは、その名の通り、大唾液腺からです。

第1章でもお話ししましたが、大唾液腺には、耳下腺、顎下腺、舌下腺があり、〝3大唾液腺〟と呼ばれています。（21Pイラスト参照）そのうち最大の唾液腺は、耳下腺で、ほとんど水成分からなるサラサラの唾液のみ分泌しています。

顎下腺と舌下腺からは、サラサラの唾液だけでなく、ネバネバした成分（ムチン）を含んだ唾液も出ます。特に舌下腺からは、ネバネバ唾液が多く出ます。

このサラサラ唾液とネバネバ唾液、それぞれ交感神経と副交感神経の自律神経ペアによってコントロールされています。

リラックスしてゆったりした気分の時は、副交感神経が優位になり、サラサラ唾液が出ます。反対に緊張した時は、交感神経が優位となり、ネバネバ唾液が出ることになります。手に汗握るような緊迫した場面では、よく「固唾《かたず》を飲む」と言いますが、この時口の中では交感神経に支配されたネバネバ唾液が出ています。飲み込みにくく、ゴクリと音がするような唾液ですね。

緊張すると「口がカラカラに乾く」と感じますが、ネバネバ唾液は、最大量でもサラサラ唾液の5分の1くらいしか分泌されません。量が少ないので、唾液が出ていても口の中が渇いた状態になるから、カラカラと感じるのです。

「食事の時は、ゆったりした気持ちでよく噛んで」というのも、サラサラ唾液がどんどん出ると、消化酵素のアミラーゼ等が含まれていて消化吸収に良いので、とても理にかなったことです。

反対に、緊張する場面の食事では、ネバネバ唾液しか出ません。食物が飲み込みにくく「食事も喉を通らない」状態になりかねません。

一方、急いであまり噛まずに食事する時も、ネバネバ唾液が出てしまいます。急いで食べると、よくむせたりしますね。

それも、唾液量が少ないネバネバ唾液が分泌されているからです。

唾液の仕組みをよく理解して、サラサラ唾液がどんどん分泌される、体に良い食事環境を大切にしていきたいものです。

ドライマウスの治療は、まず歯科を訪ねよう

口が乾くドライマウスは、どの病院に行ったら良いのでしょうか？　まずは歯科の受診をおすすめします。

喉などの粘膜系から耳鼻咽喉科を受診したり、かかりつけ医の内科を受診される方も多いと思います。

しかし、ドライマウスを〝口腔内の粘膜の乾燥〟と考えると、唾液に詳しい歯科医師が最適です。近年ドライマウスに関心を持つ歯科医師が増えています。「口が乾いてつらい」という訴えに、親身に対応してくれます。

歯科医院でのドライマウス検査・診断の流れの一例を見てみましょう。

①問診

初めに口が渇く病状を知るために、必要な情報をうかがいます。

②診察

口の中・外、全身状態の診察、唾液量の検査を行ないます。

③シェーグレン症候群の可能性について口と目の症状、唾液分泌低下の有無を調べます。

④シェーグレン症候群が疑われる場合

血液検査・画像検査・生検病理組織検査等で唾液腺の状態を調べます。陽性であれば、サリグレン、エボザック、サラジェンなどの薬を処方します。

⑤シェーグレン症候群ではない場合

歯科で漢方の処方やドライマウスの様々な原因とその対処法を次の章で紹介します。

あらかじめ手順が分かっていると安心できると思います。口が乾くな、と感じたら、まずは早めに歯科を受診しましょう。

ドライマウス患者数激増の陰には、様々な原因が

唾液量の減少の原因は、何でしょうか。

高齢化社会を迎えた現在、ドライマウスは「現代病」ともいわれるほど患者さんが増えています。特に中高年の患者さんの増加が顕著です。ここでは、ドライマウスの主な原因と対処法をお伝えします。

薬の副作用によるドライマウス

高血圧・精神疾患などで処方される薬の中には、口が渇く副作用があるものも少なくありません。「薬を飲み始めたら、急に口が渇くようになった」という実感があれば、薬が原因の可能性もあります。

また、診療科ごとに薬が処方されるので、思わぬ多種類の投薬を重複して受けているこ

とがあります。各科の専門医と連携して、同じ作用のある薬は処方中の薬を減らしたり、種類を変えたりできるかを担当医とよく相談して、対策を立てましょう。

当院でも重度のドライマウスの患者さんに対して内科医と連携して減薬をアドバイスしただけで劇的に症状が改善した例が多くあります。

唾液が減る副作用が予想される薬は、降圧剤、花粉症の薬、睡眠薬、精神安定剤（抗不安薬）、抗アレルギー剤（抗ヒスタミン剤など）、風邪薬（消化酵素剤など）、頻尿を抑える薬、不整脈の薬、骨粗しょう症の薬、抗がん剤など。多くの種類の薬が唾液の分泌を減らす副作用を持つ可能性があります。

生活習慣（よく噛まない、口の周りの筋肉が衰えている）

噛むことによって、唾液腺が刺激され、唾液が出ます。

そのためには、口の中がしっかり噛める環境にあることが大切です。虫歯や歯周病等があれば、まずその治療をし、入れ歯やインプラント、ブリッジで噛める態勢を作ります。

「入れ歯が合わない」「歯がグラグラしている」「抜けたままのところがある」などの場

合は、まず歯科医院で〝噛める〟環境を整えましょう。

水分の摂取量が少ない

唾液は、1日に1～1・5リットル出ると言われています。唾液の99％は水です。その他、汗などでも水分は失われます。1日に2リットル程の水をとっていただくことが大切です。

口呼吸

口で息をすることで、口の中の水分が逃げていき、ドライマウスを引き起こします。朝方、口がカラカラに渇いて目が覚める場合は、夜寝ている間に口呼吸になっているかもしれません。口を閉じるテープを貼る、濡れマスクをするなどして寝ると、朝方の乾きが和らぐ人が多いようです。

こうして、対症療法的ではありますが、少しずつ〝口呼吸〟から〝鼻呼吸〟に変えていくことができます。鼻呼吸になれば、ドライマウスが改善していくでしょう。

お茶やコーヒー、酒、タバコの多量摂取

お茶やコーヒーに含まれるカフェイン、お酒のアルコール、タバコのニコチンには利尿作用があります。取りすぎは口の渇きの原因になります。ほどほどに楽しむようにしましょう。

シェーグレン症候群

ドライアイ（目の乾燥）、ドライマウス（口の乾燥）の症状があり、シェーグレン症候群（自己免疫疾患の一種）が疑われる場合は、血液検査・唾液腺造影検査・病理組織検査等で確定診断を行ないます。

陽性であれば、唾液腺機能を根本的に回復

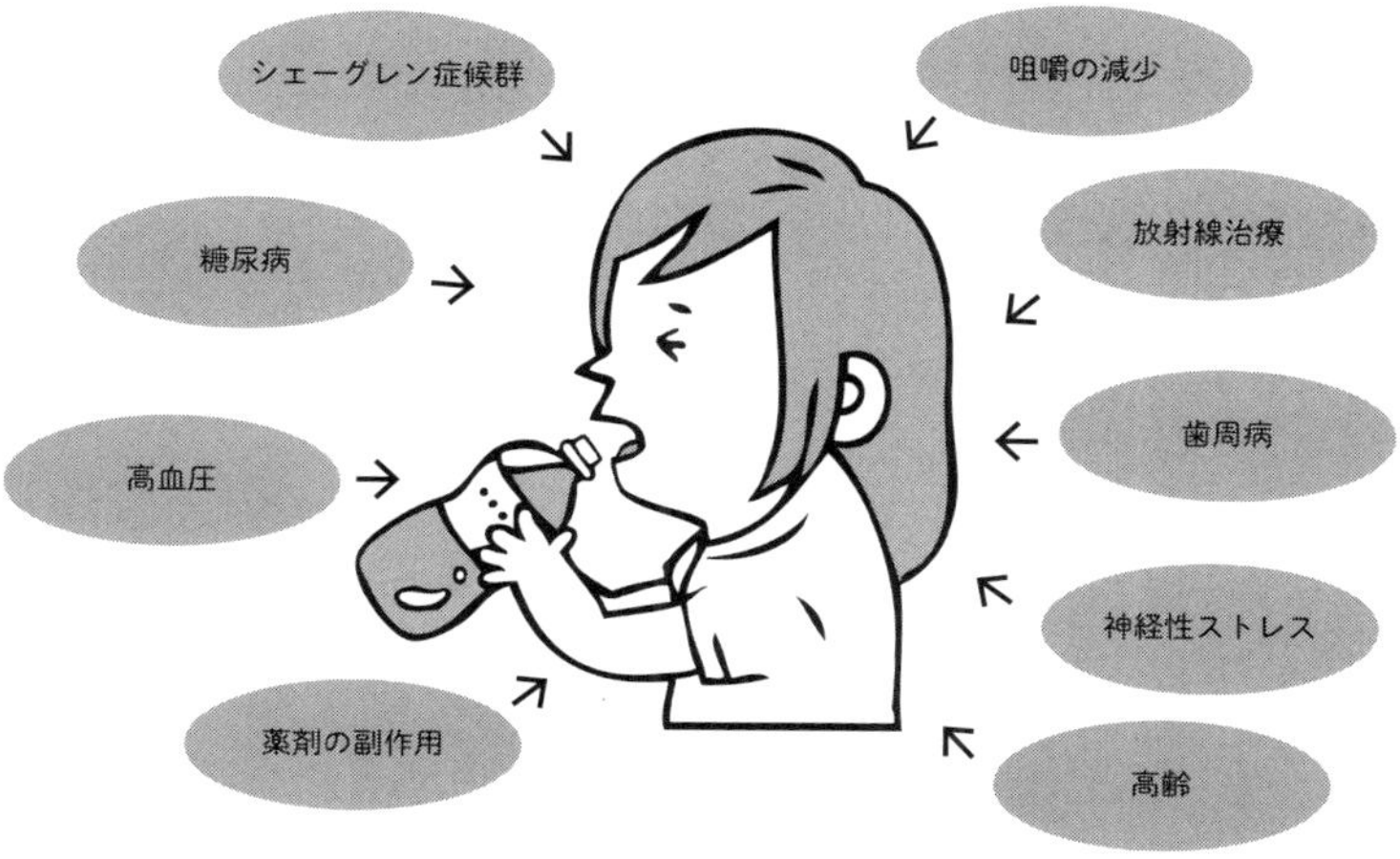

させる治療法は、現在のところありませんが対症療法として人工唾液、保湿ジェルの使用やサリグレン、エボザック、サラジェン等の唾液腺分泌促進剤を処方し症状の改善をはかることが可能となっています。

一口にドライマウスといっても生活習慣から薬の副作用、病気の症状まで様々あります。心当たりを探りつつ、改善法を試してみても改善されない場合は歯科を受診しましょう。

ドライマウス治療には、投薬・対症療法と〝噛める環境〟を整える

次に、口が乾くドライマウスには、どのような治療法があるのでしょうか。専門医が行なっている治療をみていきましょう。

漢方薬などの処方

シェーグレン症候群以外の場合は、漢方を処方します。白虎加人参湯《びゃっこかにんじんとう》、五苓散《ごれいさん》などは保険適用となっています。全身の状態を向上させ、唾液腺の機能を向上させます。

〝噛める環境〟の整備

しっかり噛むことで唾液が分泌され、ドライマウス解消の一歩となります。まず原因の虫歯や歯周病の治療、入れ歯などの調整で〝噛める環境〟を整えることも大切です。噛む

ことは、全身の健康の源になります。

保湿材の利用

人工唾液スプレーや保湿効果のあるジェルを用い、口の中を保湿することも有効な対症療法です。人工唾液スプレーは、保湿剤を配合し、キシリトール等様々なフレーバーが発売されています。好みに合わせて活用してみてはいかがでしょうか。

保湿ジェルは、パンやクッキーなどの乾いた食べ物が食べにくい、舌がヒリヒリするなどの症状がある時に使うと効果的です。

その他、唾液腺マッサージ（P118参照）、口腔内清拭をすることも有効です。

唾液がよく出る食事にする

唾液は、よく噛むことでたくさん出ます。毎日の献立に、やわらかい食材ばかりでなく、歯ごたえのある素材を取り入れることが大事です。

とはいえ、好みではないものは、取り入れてもなかなか継続が難しいですね。昔からよくいわれるように「1口30回」を意識し、よく噛んで食べましょう。食事以外では、昆布やガムなどを噛むことも効果的です。

リラックスしてサラサラ唾液を

唾液が出るしくみの項でも触れましたが、口の乾燥を防ぐ唾液の分泌は、自律神経がコントロールしています。リラックスすると、消化酵素をたっぷり含んだサラサラ唾液が出ます。リラックスした生活を目指しましょう。

唾液腺マッサージ

唾液の出る場所、「大唾液腺」は3つあります。

「耳下腺」は一番大きい唾液腺で、サラサラの唾液を出します。「顎下腺」「舌下腺」は、サラサラとネバネバを両方出せる混合腺です。

食事前の「唾液腺マッサージ」で、消化酵素たっぷりのサラサラ唾液を出しましょう。

唾液腺マッサージ

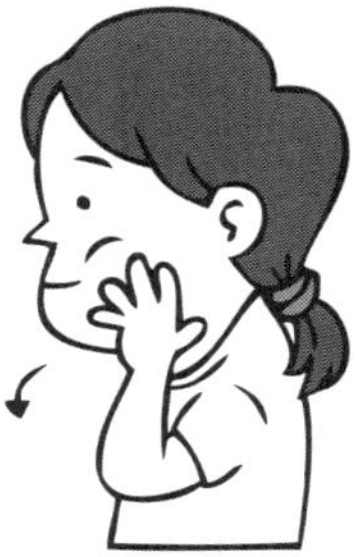

耳下腺《じかせん》への刺激

耳の前方にある「耳下腺」
耳の前方部分の皮膚に手の平を置き、後から前へむかって10回ほどまわします。

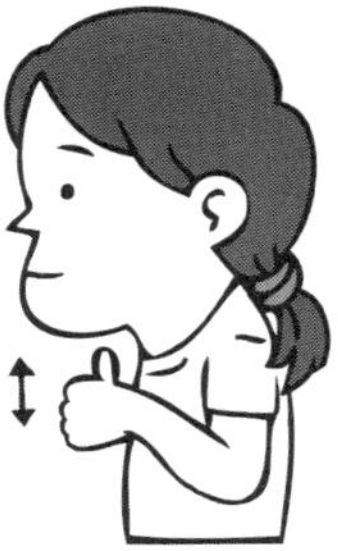

顎下腺《がっかせん》への刺激

顎の後方にある「顎下腺」
親指を顎のすぐ下方で骨の内側のやわらかい部分にあて、後ろの方から顎の中程まで5カ所くらいを順番に各5回ずつ押します。

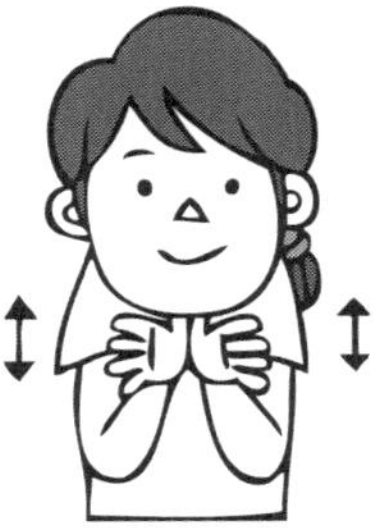

舌下腺《ぜっかせん》への刺激

顎の前方にある「舌下腺」

前方の顎の骨の内側を、両手の親指で顎の下から上へ押します。

日本人はブレスケアに対する意識が低い!?

「日本人は清潔できれい好き」なはずなのに、お口のニオイにはガッカリ――２０１５年10月、かなりショックな調査結果が発表されました。

歯茎の健康を推進する団体「オーラルプロテクトコンソーシアム」が、在日外国人１００人に対して「日本人の口臭にガッカリした経験はあるか」聞いてみたところ、なんと72％が「はい」と答えたのです。「歯並びも、歯の色も悪い」以外に、口臭に対しても厳しい意見がありました。

そして「日本人にオーラルケアを徹底してほしいと思うか」という質問には、「非常にそう思う」が24％、「そう思う」が48％と、合わせて72％の人が、「お口のニオイを何とかして！」と心の中では思っているようです。

欧米では歯並びの良さや健康的で白い歯は「きちんとした家庭で育って、ちゃんと教育を受けている」という象徴でもあるようです。イメージを気にする文化なので、美しい歯は清潔感や知性を印象付ける上で大切なんですね。

小さいころから矯正をする欧米では、歯並びが悪い大人はめったに見かけません。ホワイトニングも一般的ですし、また、挨拶がわりにキスやハグの文化がある欧米人はエチケットとして口臭予防のケアもかなり念入りにするようです。

日本人は、歯並びを含むお口の健康的な美しさやブレスケアに対する意識がまだ低いのが実情のようです。

生理的口臭と病的口臭の違い

「人は見た目が9割」などと言われており、視覚から入る第一印象を気にする声が多いのも事実ですが、目には見えない「臭覚」が印象を左右することも多々あります。その臭覚にもっとも影響を与えるのが口臭や体臭です。

他人の口臭だけでなく自分の口臭が気になるという方も多くいらっしゃいますが、口臭自体の原因となると、案外知られていないものです。

生理的口臭とは

口臭は強く感じる時と、感じない時があります。それには理由があります。誰でも自然な口の臭いがあるからです。これを、「生理的口臭」と言います。

普段は唾液の抗菌作用によって、口臭が抑えられています。ところが、就寝中や空腹時には唾液の分泌量が減り、抗菌作用が弱まるため、口内細菌が繁殖してしまいます。それで、起床時にいつもより口臭が強く感じられるのです。

また、お腹がすいた時に、自分で口の臭いが気になる時もあります。炭水化物が入ってこないので、体の脂肪やタンパク質を分解してエネルギーに変換し、ケトン体が出ているためです。ケトン体は、独特の熟した柿のような臭いがします。

これらのケース以外にも、緊張する場面で口臭が気になることがあります。大切な会議でのプレゼンや、ここぞという場面では、交感神経が優位になるため唾液の分泌量が減ってしまうからです。

さらに口呼吸でも口が乾燥して、唾液の免疫力や自浄作用が低くなります。それで口臭がきつく感じられることもあります。ニンニクなどの香りの強い食物や、タバコやアルコールの多量摂取でも、口臭が気になることがあります。

また、女性なら、月経時や妊娠中、更年期などはホルモン（エストロゲン）のバランスが変わり、口臭が強くなります。

病的口臭とは

一方「病的口臭」と言われるものがあります。

「病的口臭」の原因の8～9割を占めるものは何だか知っていますか？　それは、歯周病です。歯周病菌が細菌や血球成分、食べかすなどの口の中にあるタンパク質を分解し、卵が腐ったような臭いの揮発性硫黄化合物を発生させるのです。

また、舌苔も大きな関わりがあります。

〝舌のコケ〟と書く舌苔《ぜったい》も、口臭の原因である口の中のタンパク質を貯めておく温床になりがちです。専用の〝舌ブラシ〟で掃除しましょう。

歯周病ケアで歯周病菌がいなくなり、口腔ケアで食べカス等を一掃すれば、口の環境がとても良くなり「病的な口臭」も改善されます。

その他の原因としては、耳鼻咽喉科系の疾患や糖尿病・肝臓病、腎臓疾患トリメチルアミン尿症、がんなどがあります。

耳鼻科の疾患も口臭を生み出す可能性があり、口臭の患者さん全体の約10%を占めます。副鼻腔炎によるアデノイドや、喉頭炎、上気道中咽頭がんなどが原因のこともあります。

また、全身疾患の病気には、特徴的な口臭があるケースもあります。甘い香りのアセトン臭は、呼吸器系の気管支拡張症などから感じられ、肝硬変や、肝臓がん、腎不全などはアンモニア臭が感じられます。

カンジダ感染は焦げたような臭いで、糖尿病が原因の口臭は甘酸っぱい臭いがします。魚の腐ったような臭いは、トリメチルアミン尿症です。

このように、ひと口に「口臭」と言っても、様々な原因があるのです。

生理的口臭は、しっかり食事をとったり歯磨きやマウスウォッシュ液、ブレスケア用品を使ったりすることで解消することができます。

一方、病的口臭に対しては、歯周病ケアを行なったり舌苔の除去や唾液分泌の促進なども治療に有効とされていますので、一度、歯科医院へ行くことをおすすめします。

2020年には日本でオリンピックが開催されます。「おもてなしニッポン」のイメージがお口の問題で崩れてしまっては、日本人の沽券《こけん》に関わります。自信を持って笑顔で外国人と触れ合うためにも、歯医者から足が遠のいてしまっている人は、まずは一度オーラルチェックを受けてみてはいかがでしょうか。

口臭の予防は、よく噛む習慣から

気になる口臭をなんとかしたい！　と思う方々に、ご家庭で手軽にできる口臭の予防法をいくつかご紹介しましょう。

口臭の原因物質となる食べかす、磨き残しをなくす

毎日のブラッシングと定期的な歯科医院でのクリーニングが効果的です。きちんと磨けていると思っていても、専門的な検査をすると多くの磨き残しが見つかるものです。理想的には、3ヵ月に一度、クリーニングの機会を作りましょう。

嫌気性菌が苦手な環境を作る

嫌気性菌とは読んで字の如く酸素を嫌う菌のことで、口の中のタンパク質を分解して口臭の原因になる硫化ガスなどの臭気成分を作っています。酸素が苦手なこの菌は酸素が届

きにくい歯周ポケットの奥深くに潜んで活動します。歯周病が進行して歯周ポケットが深くなれば嫌気性菌が住みやすい環境になるため、嫌気性菌が増えることで病的口臭も増してくるということなのです。

また唾液がよく出てサラサラしている環境が苦手で、活動が低下します。サラサラした唾液には、酸素がたくさん含まれているからです。

この状態では、好気性菌(嫌気性菌の反対)が活動しやすくなり、口臭が減ります。サラサラ唾液が出るのは、副交感神経が優位な時です。

つまり、リラックスしている時にたくさん出ます。ゆったりとした気分が、口臭の原因菌を減らすのです。

禁煙する

タバコを吸う方は、タバコ特有の臭いがして、吸わない人にとっては悪臭となることもあります。喫煙後に洗口液でのうがいや、歯磨きをすることが有効です。

また、前述した通り喫煙は呼吸器障害や、全身の健康状態に悪影響を及ぼします。禁煙外来などでの禁煙治療をおすすめします。

歯科医院で専門的な口臭治療を受ける

歯科医院でプロフェッショナルケアを受けることも、有効な予防法です。治療も含めて、一度相談されてはいかがでしょうか。

代表的なケアは、歯周病治療（スケーリング・SRP・PMTC等）やロイテリ菌タブレット（プロバイオティクス）で口腔内環境の改善をする、歯周病菌を除菌する3DS治療などがあります。

手軽な口臭予防法から歯科医院での専門治療まで、様々な予防法を紹介してきました。いきなり全てを実行するのは難しいかもしれませんが、気軽にできることから日常生活に少しずつ取り入れてみてはいかがでしょうか。

口臭測定器で気になる口臭を改善しよう

口臭を客観的に測ることができる「口臭測定器」があるのをご存じでしょうか。臭いは、成分のガス濃度によって科学的に測定できます。

機械を使って測定することで、客観的に原因(歯周病・ドライマウス・進行した虫歯・舌苔など)が特定でき、より良い治療へと結びつけられます。

また、口臭の原因を改善すれば、数値も改善するので効果がはっきり分かり安心できます。

測定は、口臭の元である揮発性硫黄化合物の中の3大成分、硫化水素とメチルメルカプタン、ジメチルサルファイドを計ります。

それぞれのガスには「閾《いき》濃度(人間が感じる臭いの濃度)」があり、それを超えるかどうかを機械が調べます。

自分が感じている口臭と、客観的な数値は必ずしも一致するわけではないからです。

閾濃度を超えていると、人が感じる口臭があることになります。この濃度以下に数値を下げることが、口臭治療の目標になります。測定のデータ分析は、息を3大成分に分け、数値化します。

なぜ3つの成分を分析するかと言うと、どこに原因があるか、ある程度の推測ができるからです。

硫化水素が高い人は、舌苔に原因がある可能性が高いので舌苔の除去をすすめます。

メチルメルカプタンが多い時は、歯周病が原因で口臭の数値が高くなっていますので、歯周病の治療を行ないます。

ジメチルサルファイドの数値が高いと、口腔

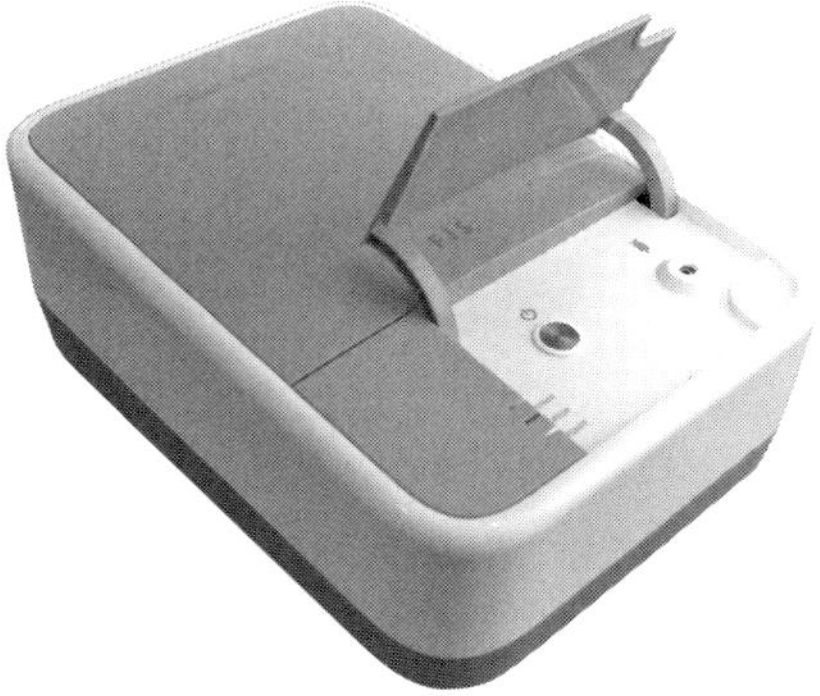

口臭測定器
「オーラルクロマ(OralChroma)」

口腔ガス中の主要口臭成分とされる揮発性硫黄化合物(VSC)を3要素ガス(硫化水素・メチルメルカプタン・ジメチルサルファイド)に分離し、その濃度を測定する口臭測定器。
全国の歯科医院、大学病院等に約900台の納入実績がある(平成25年3月末時点)。

以外の全身疾患等が疑われることになります。耳鼻科や内科と連携して治療を行ないます。

実際の口臭検査の例をみてみましょう。

①初めに問診票に記入します。自分で感じる口臭があるか、家族の指摘があったか、また、臭いへのこだわりがどの程度あるかなどアンケート形式でお答えいただきます。

②口臭測定器で実際に口臭を測定します。

［step1］針のない注射器を1分間口にくわえます。

［step2］口の中の空気を注射器で吸い取ります。

［step3］注射器を口臭測定機にセットし、測定します。

［step4］データが表示されます。口の中の空気を分析し、成分ごとにガスの濃度を表示することで、口臭の原因を特定します。

また、実際は口臭がない場合も数値で表示できます。データを基に診断し、検査で口臭が検出された場合と、されなかった場合でそれぞれステップを踏んで治療へつなげます。

口臭測定器の検査は、全ての歯科医院で行なっているとは限りません。検査をご希望の場合は、受診前に確認してみてください。口臭測定器を使った検査では、口臭もしっかり数値で確認して、おおよその原因も特定できます。何となく気になる、原因がよく分からない時など、一度トライしてみてはいかがでしょうか。治療の第一歩になるかもしれません。すっきりした息で、自信を持って会話を楽しみましょう。

口臭測定器結果〈見本〉

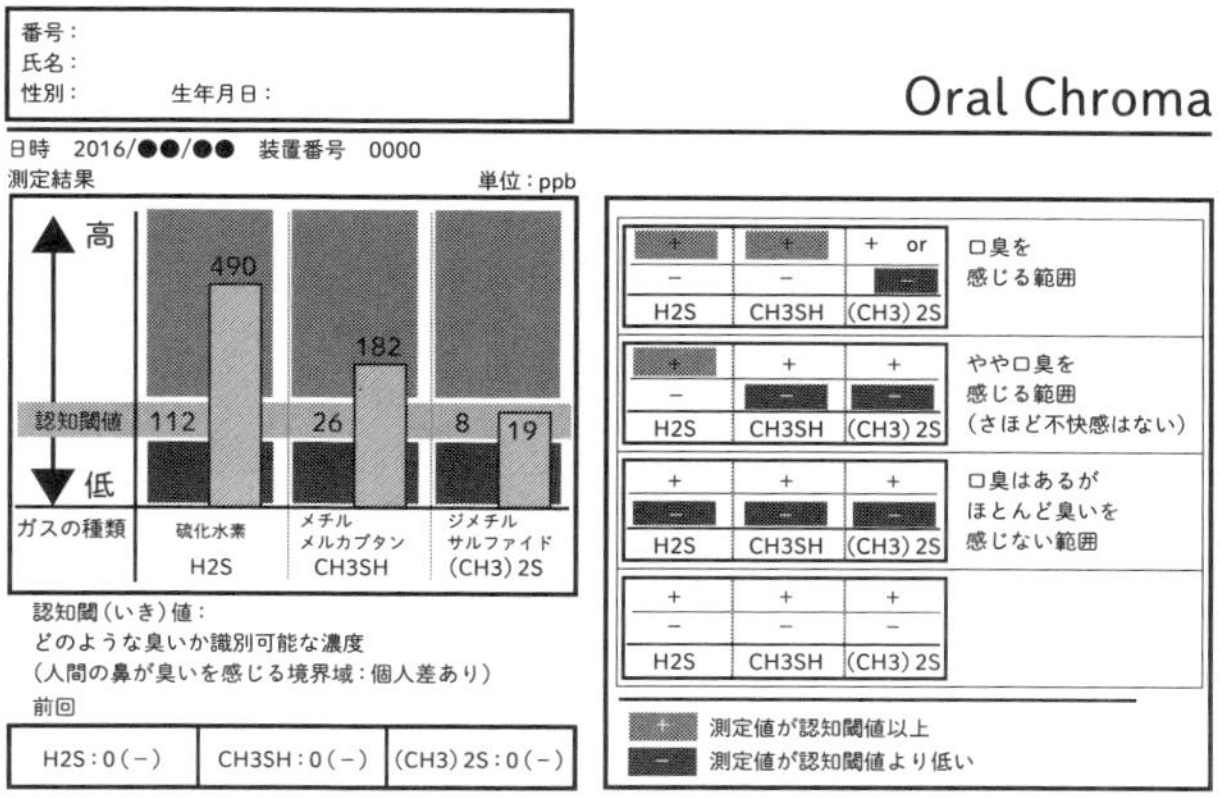

実際は口臭がなくても気になって仕方がない〝自臭症〟とは

「自分には口臭があるのでは？」と気になって来院された多くの方は口臭測定器で自分の口臭の値が低いと分かると、安心して帰られる方がほとんどです。

しかしなかには、数値が低いという事実を知っても「いや、でも本当は臭うはずだ」と不安が消えないケースもあります。このような場合は、自臭症の一種である精神疾患による口臭症の可能性があります。

本当は臭いなどないにもかかわらず、自分の口臭が気になる、心理的な病態です。こちらは、精神科や心療内科と連携して治療していくことになります。

自臭症で受診されるのは、圧倒的に中高年の女性です。当院でのケースも、「ご主人に指摘された」「自分でどうも気になる」などで来院されました。

ところが、測定してみると閾《いき》濃度を超える、人が感知できる臭いがあるケースはほとんどありませんでした。少し気にしすぎか、ドライマウスが疑われる患者さんが多い傾向です。原因が特定できたら、それぞれの原因を除去する治療をします。ドライマウスの患者さんは、ドライマウスの治療を行なうと口臭も改善します。

歯科治療も日進月歩で、今や内科や外科といった垣根を超えてより良い治療を行なうべく善処しています。最善の治療を受けるためにも、かかりつけの歯科医院を作り、定期検診することは大事なことです。次の章では、毎日のケアや最新のプロフェッショナルケアに関して詳しくお話ししていきましょう。

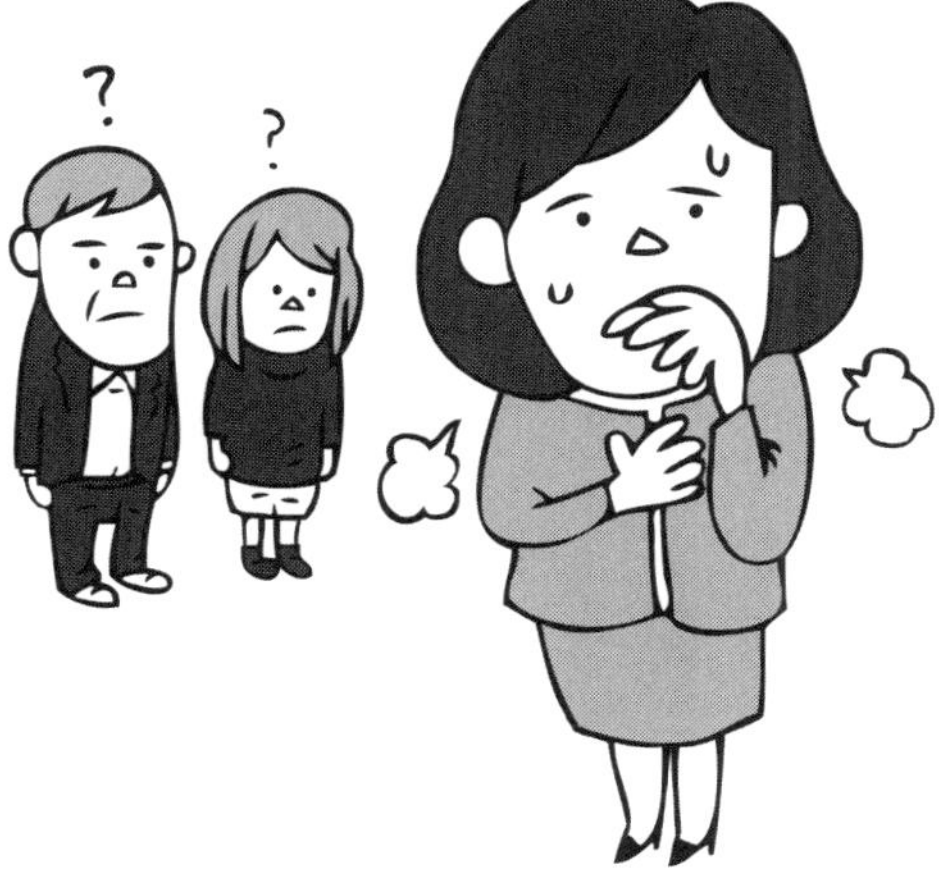

コラム

3　訪問歯科診療について

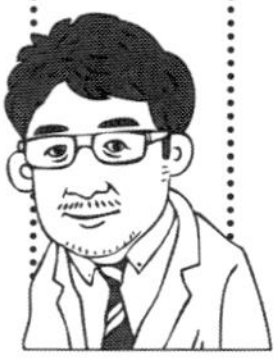

要介護の方は、口腔内にも問題を抱えていることが多く見受けられますが、なかなか体が自由にならないこともあり、自力では歯医者さんを受診することができない方も多くいらっしゃいます。また、ご家族の方の負担も増えてしまうことから、当院ではそういった方のために10年以上前からご自宅や施設に伺う訪問歯科治療を積極的に行なっています。

訪問歯科診療の具体的内容は以下になります。

① 虫歯や歯周病等の治療や予防

② 入れ歯の作成や調整・修理

③ 口腔ケアによる感染症の予防や、誤嚥により起こる肺炎の予防

④ 摂食嚥下障害がある方のリハビリテーション

このように歯科医院で受けることができる治療の大半を、訪問診療で受けて頂くことができます。

実際の診療の流れは以下になります。

A：歯科医と歯科衛生士が、ご自宅や病院、施設に伺って口腔及び全身の状態をチェックします。

その検診結果をもとに、治療方法について説明させていただきます。

B：治療方法についてご納得いただけましたら、患者さんの体調等に配慮しつつ

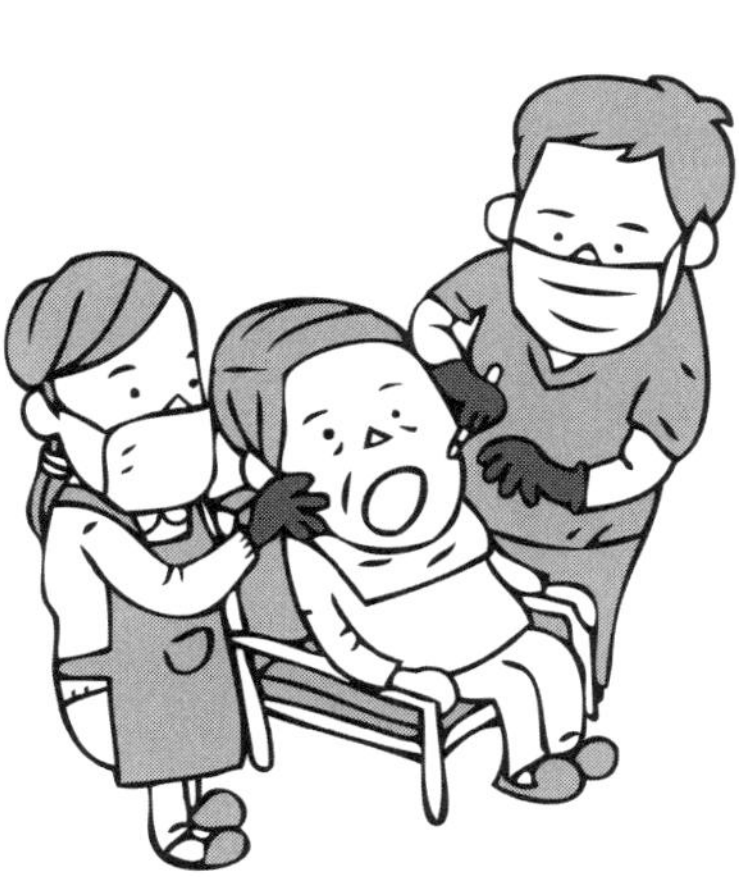

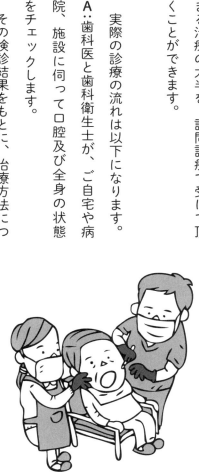

最善の方法にて治療を開始します。

C：治療が完了した後も、良い口腔状態を維持するために、定期的な口腔ケアを継続的に行なっていきます。

4章

セルフケアとプロフェッショナルケアで病気にならない体を手に入れる

究極の治療である「予防」は、ここまで進化している！

歯医者に行くと、治療が終わっても「また3ヵ月後に来てください」と言われることが多いと思います。

「歯の治療は終わったのに、どうしてまた来なければならないの？」と思う人も少なくないでしょう。

その理由は歯を良い状態で保つことと、虫歯や歯周病になる原因のバイオフィルムを取り除く必要があるからです。3ヵ月というのは、歯垢のぬめりであるバイオフィルムができてしまう周期にあたります。台所のシンクまわりや風呂場の排水溝のあのぬめりと同様で頑固でとれにくい雑菌の塊です。

バイオフィルムが形成される過程は、まず歯の表面のエナメル質にペリクルができます。ペリクルとは唾液成分のことで歯の脱灰を抑え、再石灰化を促進してくれます。そのペリ

バイオフィルムが形成される過程

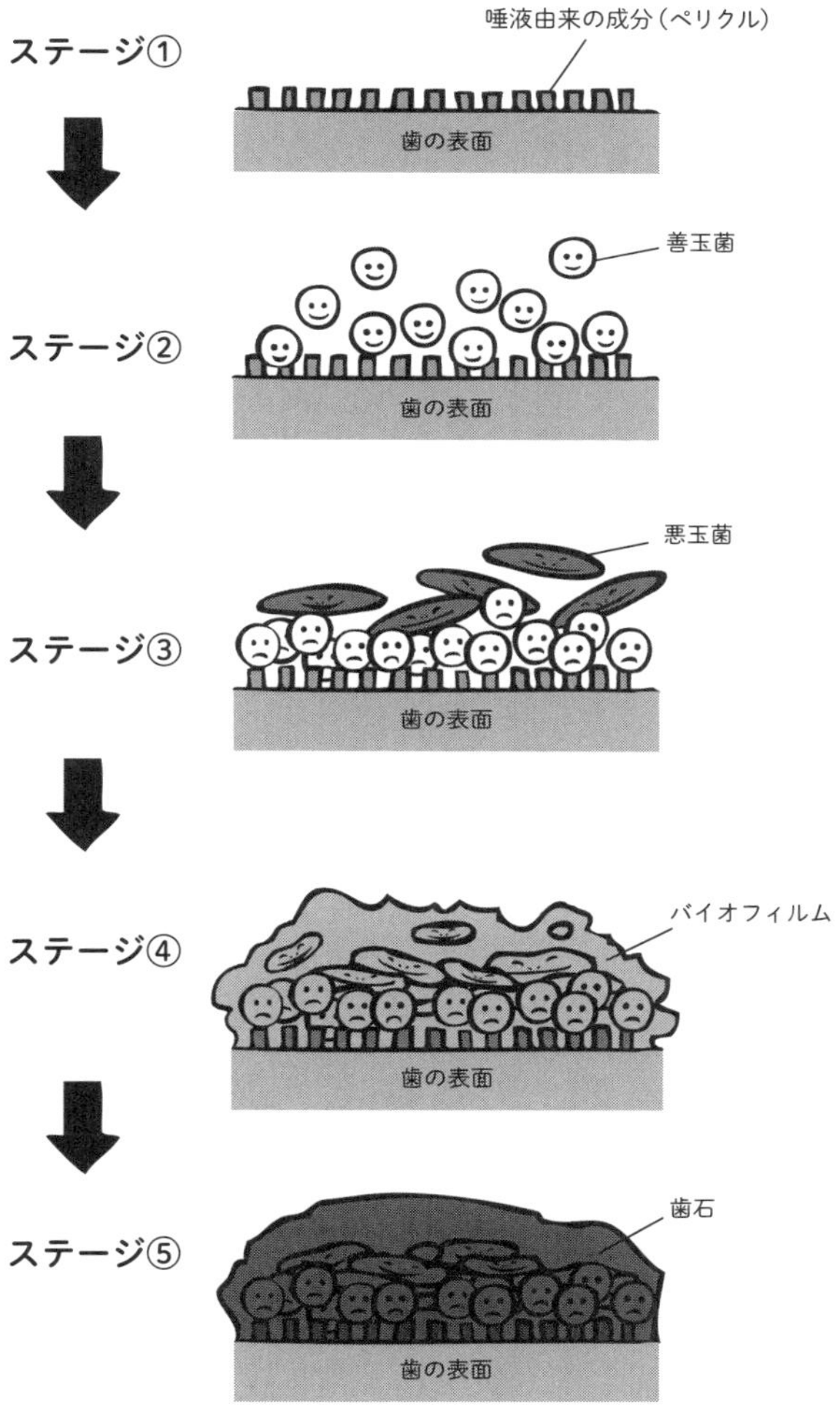

クルの上に善玉菌が健全な歯垢を形成していきます。ですが、ここで歯磨き後に歯垢を取り残して時間が経つと、善玉菌の上に毒性の強い悪玉菌が結合してしまいます。

それがどんどん積み重なり、菌の塊となってバイオフィルムという、ぬめった膜のようなものに覆われた状態になると、強い毒素を持つようになるのです。

この毒素が歯周病を引き起こしたり、歯を破壊したりしていきます。

さらにバイオフィルムに唾液中のカルシウムイオンなどが沈着すると、歯石になってしまいます。

歯石になるかならないかの一番毒性の強い状態になる前に、バイオフィルムを取り除いていくことが虫歯や歯周病予防には一番重要なのです。

究極の治療は「予防」です。

予防できる段階で通院し、虫歯や歯周病になってしまう前に原因を取り除いてしまいましょう。歯が悪くなってからでは、通院回数も増え、治療費も高額になってしまいます。

予防歯科として、まず日常的に行ないたいのが日々のケアですが、歯科医院で行ないたいケアとしては、

■フッ素の塗布
■シーラント
■キシリトールやロイテリ菌を使った菌質管理
■除菌として行ないたい「3DS」

当院に来られる患者さんに対して、私はこの4つを推奨しています。

しかし実際は、痛くならないと来ない患者さんもたくさんいらっしゃいます。

そういう患者さんに対して、予防の重要性を説明する際、たとえ話としてこう言います。

「水道の蛇口を開けたままで床掃除をするようなものだ」と。

削ったり、抜いたりを繰り返すうちに、口の中は崩壊していき、やがては大きな入れ歯を入れることになるでしょう。そうなってから後悔しても遅いのです。

ご自宅でできるセルフケア、歯科医院で行なうプロフェッショナルケアに関して、この後、詳しくお話ししていきましょう。

フッ素の効果で虫歯を防ぐ

虫歯予防に欠かせないのがフッ素です。虫歯予防の先進国では、虫歯予防のため歯へのフッ素塗布が当たり前のように行なわれています。

フッ素と聞くと「歯に良い」と思う方も少なくないと思いますが、ではなぜフッ素が歯に良いのかをご説明しましょう。

フッ素が虫歯を予防する理由は、大きく分けて2つあります。それは「再石灰化を促す働き」と「歯を強くする働き」です。

まずひとつめの「再石灰化を促す働き」について説明しましょう。

食事をすると、口の中のpHは酸性に傾きます。pHが5・5以下になってしまうと、歯に含まれるカルシウムやリンなどのミネラル成分が溶け出します。これを「脱灰《だっかい》」と言いますが、唾液の働きで溶けた成分を戻してくれます。この働きを「再石灰化」と言います。

脱灰の時間が長いほど、歯は虫歯になりやすくなります。

食後の口の中のpH変化

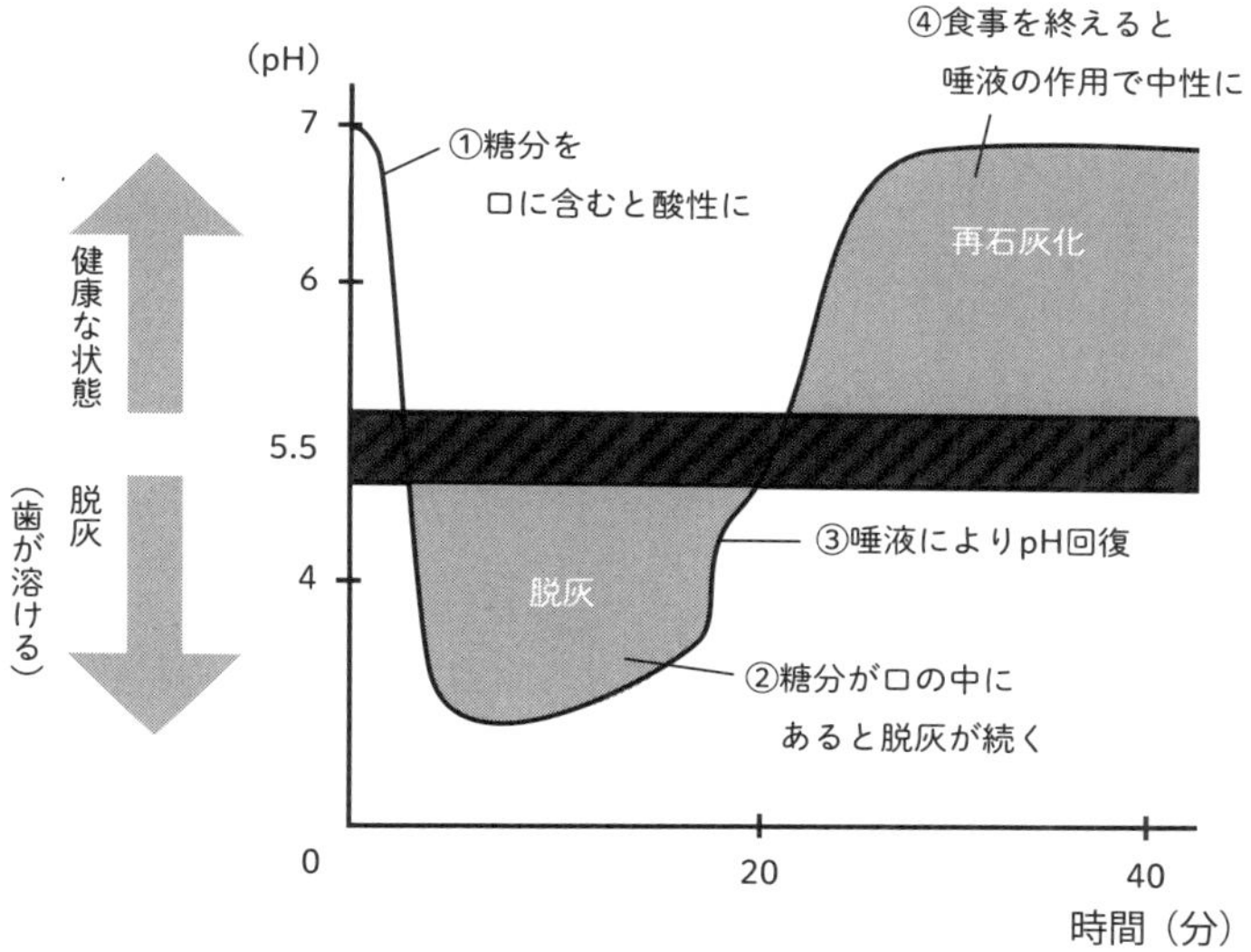

お口の中は食後、pHが酸性に傾き、pH5.5以下になると歯のカルシウムやリンなどのミネラル成分が溶け出し(脱灰)ますが、唾液の力によって溶け出した成分を戻します(再石灰化)。このバランスが崩れた時に初期虫歯が始まります。フッ素塗布をすることで再石灰化が促進され、それにより初期虫歯にミネラルが吸収され、初期虫歯を治してくれます。

逆に言えば再石灰化が早ければ虫歯を防ぐことができるのです。フッ素を塗布すると、再石灰化が促進され、初期の虫歯を防ぐことにつながるのです。

次に「歯を強くする働き」について説明します。フッ素を塗布すると、再石灰化が行われる時にエナメル質の成分と結びつきます。そしてフルオロアパタイトという硬い構造になります。

大人はもちろんですが、まだ歯の質が弱い子どもの歯に塗布することで、効果的に虫歯予防を行なうことができます。

フッ素の継続的な塗布は、子どもの乳歯はもちろん、永久歯が生えてから数年、虫歯になりやすい時期の歯を守ってくれます。

ではいつからフッ素を塗布したら良いのでしょうか。それは、乳歯が生え始めてからすぐ行なってください。特に虫歯になりやすい前歯、奥歯、歯の境目や噛み合わせ部分の溝にフッ素を塗布することで、リスクの高い時期を乗り越えましょう。

フッ素の塗布は歯科医院で、９０００ＰＰm以上の高濃度のフッ素を3ヵ月に一度塗布します。

さらに自宅で、年齢によってフッ素濃度が５００～９５０ＰＰm以上の歯磨き粉を使い、歯磨きをすると更に効果が上げることができます。

高濃度のフッ素を塗布し、フッ素を歯に取り込ませても時間が経つと徐々に減っていき、約３ヵ月で効果を失ってしまいます。３ヵ月に一度のフッ素塗布はこのような理由があります。

自宅でフッ素入りの歯磨き粉を使うことで、歯に取り込まれているフッ素の量を下げないようにすることが大切なのです。

また、フッ素の塗布を行なった際はフッ素が十分歯に浸透するように、30分は飲食を控えましょう。

虫歯をピンポイントで防ぐシーラント

シーラントとは子どもの歯を削らずに虫歯から守る画期的な予防方法です。乳歯や生えたての永久歯は歯の質が弱く、また奥歯の溝の形が複雑であったり、深いことがあります。きちんと歯磨きしていても、子どもの歯が虫歯になりやすいのは、そのためです。そんな乳歯や生えたての永久歯を、虫歯から守ってくれるのがシーラントです。

シーラントは歯を削らずに、歯の溝に液体の樹脂を流し込んで光を当てて固めます。虫歯になりやすい部分をピンポイントで塞いでしまうのです。

子どもにも負担のかからない簡単な処置で、虫歯の予防効果がとても高いのが特徴です。

ただし、シーラントは永久的なものではありません。噛んでいくうちに磨り減ったり、取れたりしてしまうので、3ヵ月から4ヵ月に一度、歯科医院でシーラントの状態をチェックしてもらうことも大切です。

シーラントの治療に年齢制限はありませんが、口の中に器具を入れ、バキュームを入れたり、水で薬液を流したりしますので、それを嫌がらずにできる年齢になってからの治療が好ましいでしょう。当院では3歳以上を目安に行なっています。

また、シーラントがはがれて万が一飲み込んでしまっても問題ありません。ただ、ひとつ気をつけて頂きたいのが、シーラントをしたからといって絶対に虫歯にならないわけではありません。あくまで予防の一つの手段に過ぎません。

もちろん通常通りの歯磨きもきちんとしてください。シーラントは奥歯の噛み合わせに塗るものなので、歯の間や、歯と歯ぐきの間は特にしっかりと磨いてください。

シーラントの処置の手順

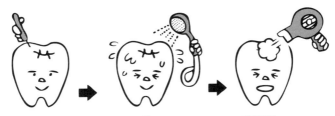

手順①

前処理として、器械でシーラントをする部分の表面の汚れを取り除きます。

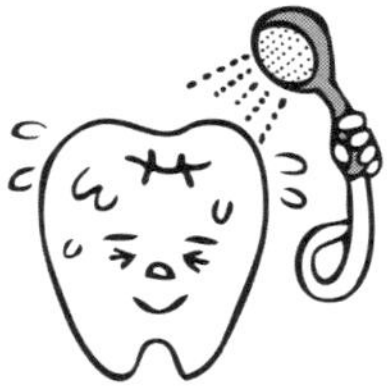

手順②

水が出る器械で歯の汚れを落とします。

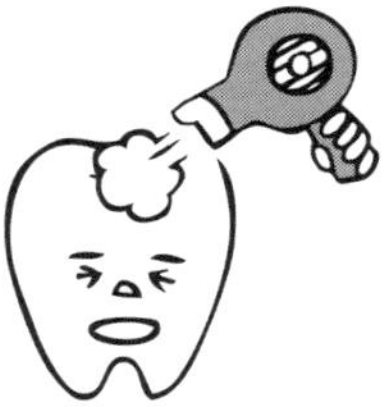

手順③

シーラントを行う歯の周りの水分を取り、風をかけて歯を乾燥させます。

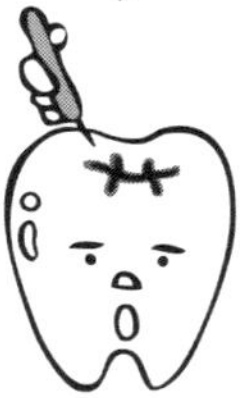

手順④

シーラントを歯の溝に塗布します。先の長い器具を使い伸ばしていきます。

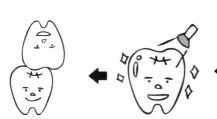

手順⑤

光でシーラントを照射器で固めます。（ピンク色が白に変化します）

手順⑥

シーラントがしっかり溝に入ったかを確認し、噛み合わせのチェックをします。

菌質管理に有効な「ロイテリ菌」と「キシリトール」

口の中の菌質管理におすすめしたいのがキシリトールやロイテリ菌です。

まずはロイテリ菌についてご説明します。

ロイテリ菌とは、母乳に含まれている善玉菌の乳酸菌で、人が生まれて初めて摂取する乳酸菌のことです。最近では、キシリトールと並んで歯周病、虫歯予防に有効だとされています。

毎日続けて摂取することで、歯にも体にも良いことが立証されていますが、まだまだ知名度が低いロイテリ菌について、ここで詳しくご紹介いたします。

プロバイオティクスとしてのロイテリ菌は人体に良い影響を与える微生物（善玉菌）、またはそれらを含む製品・食品と定義されています。

現在は、腸内フローラへの改善に乳酸菌や納豆などの発酵食品をとる人が増えていますが、歯科の世界でも最先端の予防方法としてスウェーデンのノーベル生理学賞の審査をする医療機関で開発されたロイテリ菌タブレットを用いたプロバイオティクスで虫歯菌や歯周病菌を減らし口の中の菌質を整えるという方法があります。ロイテリ菌は口臭の原因物質である硫化ガスを作る歯周病菌を減らす効果があるので、口臭予防にも役立ちます。

ロイテリ菌は母乳由来のタブレットで薬ではありませんので、副作用がありません。イチゴ味と、ミント味があります。歯ブラシ後、舌の上に15分くらい置いてゆっくり舐めるとロイテリ菌が口の中に定着しやすく効果が増大します。

ロイテリ菌は、次の効果が期待されます。

●歯周病菌の増殖を抑制する

ロイテリ菌には歯周病の原因菌を減らす効果があります。3DS(P154参照)などの歯科医院で行なえる専門的なケアと組み合わせることによってその効果は倍増します。最近の研究で、歯周病菌を約90%減少させたという結果が出ています。

●虫歯菌(ミュータンス菌)を抑制する

ロイテリ菌はタブレットなどで摂取することができます。2週間続けて摂取することで、虫歯菌が約80％減少すると言われています。

歯垢形成を抑制する

ロイテリ菌が口の中に定着することによって、歯垢形成が抑制されます。摂取後、一定の時間が経過してもその効果が持続することが確認されています。牛由来のヨーグルトと違い、ヒト由来の乳酸菌なので定着がとてもいいのです。

口臭の原因菌を抑制する

連続で摂取していると、朝起きた時、口の中の不快感（ネバネバやベタベタなど）が軽減し、口臭が気にならなくなったと実感されています。

他にも、ロイテリ菌には「アレルギー症状の軽減」「便通の正常化」「ピロリ菌感染症の抑制」「アトピー性皮膚炎の症状改善」「夜泣きをしにくくなった」などの良い効果がたくさんあるのです。

次にキシリトールについてお話しいたします。

キシリトールは、糖アルコールの一つで、白樺やトウモロコシの芯を加工して作られた甘味料です。

カロリーも砂糖の約75%しかなく、糖分が含まれていないため、血糖値を上げることもなく、糖尿病の方にも良いといわれています。糖分が含まれていないということは、いくら甘くても虫歯にならず、さらに虫歯菌を減らす効果もあるのです。

虫歯予防先進国であるスウェーデンでは、食後にキシリトールを摂取することで、80歳の方が保有している自分の歯の平均本数が、平均15〜20本となっているそうです。

日本ではキシリトールはガムとして販売されていることが多いですね。ガムを噛むことによって唾液も増え、虫歯予防に繋がり、まさに一石二鳥といっても過言ではありません。

キシリトールを3ヵ月ほど続けて摂取するだけで、口腔内の菌が減り、虫歯になるリスクが減るだけでなく、キシリトールは再石灰化を助けるとも言われています。

だからといって、キシリトール以外に糖分が入っているガムを食べても意味がありません。

虫歯予防としてキシリトールを摂取するのであれば、やはり歯科医院でキシリトール

100％のものを購入することをおすすめします。

また、摂取量の目安は5グラム／1日を3ヵ月以上継続してください。1粒に1・5グラムのキシリトールが入っているので朝、昼、夜の食後と歯ブラシ後の寝る前に摂取するだけで必要量の5グラムをクリアでき、非常に手軽です。もっとも簡単な虫歯予防だと言えるでしょう。

最新の予防歯科療法、3DS治療とは？

一般の方には聞きなれない「3DS治療」とは、某ゲームメーカーのゲーム機のことではなく、「Dental Drug Delivery System」の略で、虫歯や歯周病のリスクが高い人に大変効果的な虫歯菌や歯周病菌の除菌を行なう最新の予防方法です。

その方法は、虫歯や歯周病で今まで悩まされてきて、本気で予防したい人に対して、まず唾液検査をして、リスクの判定を行ないます。

その結果、一定以上のリスクが認められた場合、歯科衛生士による機械的歯面清掃を徹底的に行ないバイオフィルムを除去した後、抗菌剤と殺菌消毒薬を専用のマウスピースに注入・お口に装着し、虫歯菌（SM菌）や歯周病菌に直接作用させることで除菌効果を高め悪性度の高いプラーク（歯垢）の定着を抑える治療法です。虫歯や歯周病のリスクが高い人にとって非常に効果的で、最新かつ最強です。まずは唾液を検査し、虫歯や歯周病のリスクを調べ、一定以上のリスクがあると分かった場合のみ、治療を行ないます。

一般的には以下のような方が3DSの適応者になります。

・虫歯、歯周病になりやすい方。虫歯や歯周病で苦労してきた方
・細菌検査(唾液検査)の結果、虫歯菌、歯周病菌の比率が高い患者さん
・生涯、自分の歯を保ちたい方
・矯正治療やインプラント治療を始めようと思っている方
・妊娠予定や授乳中でお子様を虫歯にしたくない方(母子感染させない)

それでは3DS治療の流れをご紹介します。

①カウンセリング

患者さんに3DSの必要性や、治療内容についてご説明します。

②唾液検査

唾液中の細菌の種類と量を検査し、3DS治療が必要か判断します。

③クリーニング(PMTC)

歯科衛生士が専用の器具を使い、歯の表面を掃除します。歯垢や歯石など、可能な限り

歯の表面から細菌を除菌します。

④マウスピースの作成

虫歯菌を殺菌消毒するための、薬を入れる専用のマウスピースを作ります。

⑤３ＤＳ

再びクリーニングを行なった後、マウスピースに殺菌消毒薬を入れ、約5分間装着します。こうすることにより、虫歯菌や歯周病菌を殺菌することができます。

⑥ホームケア

ご自宅で約1週間、夜に歯を磨いた後、殺菌消毒薬をマウスピースに入れて約五分間装着してもらいます。

⑦クリーニングと３ＤＳ

一週間後、歯のクリーニング（ＰＭＴＣ）と３ＤＳをもう一度行ないます。

⑧効果の判定

約２ヵ月後に再度唾液検査を行ないます。細菌数をチェックし、効果が不十分だと判定された場合、再度３ＤＳを行ないます。

虫歯や歯周病は「細菌による感染症」であり、歯ブラシをするだけでは効果としては限界があります。実際、きちんと歯を磨いているのに、虫歯や歯周病を繰り返す人もたくさんいます。そんな方に3ＤＳ治療による除菌は大変効果があります。

一方、感染症予防はご自宅でのブラッシングやショ糖の摂取など食生活の改善も非常に重要となります。除菌後の効果が続くかどうかは、ここにかかっているといっても過言ではありません。効果の持続は、生活習慣が改善されていれば、半永久、そうでなければ1年くらいです。

気になる方はぜひ、歯科医院との二人三脚で、虫歯や歯周病のないお口を手に入れませんか？　3ＤＳによる除菌治療はまだ、一部の歯科医院でしか行なわれておらず、自費診療になるため、料金については最寄りの歯科医院に問い合わせてみてください。

この治療を受ける方は、3ＤＳ施術前に保険の範囲で出来る歯周病治療を終了している必要があります。3ＤＳ治療は自費ですので、他の保険診療と並行して治療する事はできません（混合診療は法律で禁止されています）。

3DSによるMS菌(虫歯の原因菌)除菌の過程

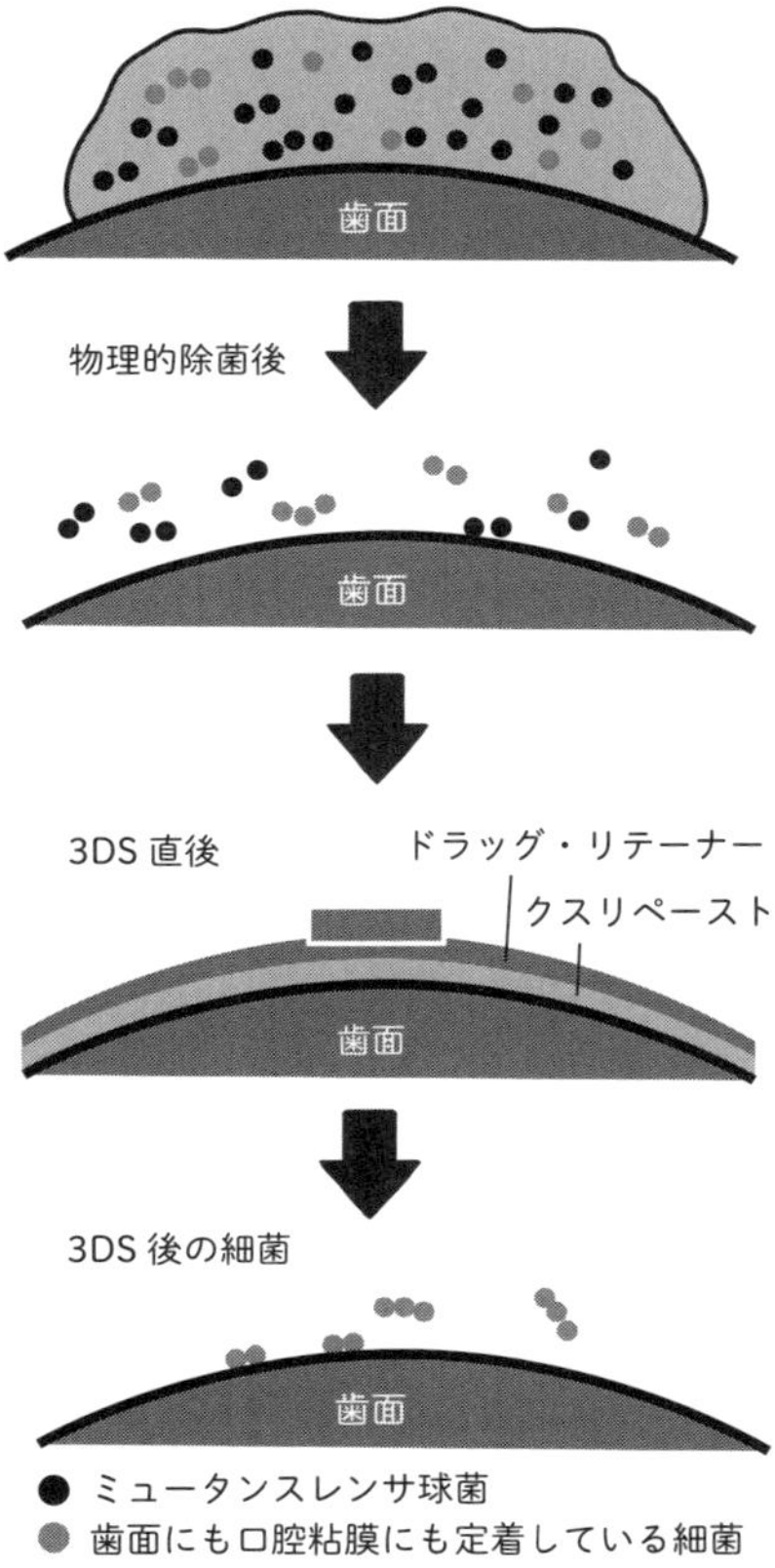

①
古いバイオフィルム中の細菌は代謝活性が低下しており、薬剤感受性も低く、抵抗性があります。孤立した生態系を形成しているため、物理的に破壊しない限り、菌量に変化は起こりません。

②
物理的除菌を施せば古いバイオフィルムが破壊されます。細菌量は減少するが、菌種間の構成比率は変化しないため、放置すればもとのバイオフィルムが再生します。

③
3DS 直後は、歯の表面に残存する細菌はバイオフィルムを形成する前に科学的に除菌されます。

④
歯面にも粘膜にも定着できる常在菌が粘膜から供給され、ミュータンスレンサ球菌以外の菌が形成されると、MS 菌の再定着ができなくなります。

参考:「チェアーサイドの 3DS ってなに?ガイドブック」

北欧式虫歯予防でお子様の「虫歯ゼロ」を目指す

現在、日本の子どもの虫歯の数は1人平均4本です。一方、北欧のフィンランドやスウェーデンといった虫歯予防の先進国では現在0・8本まで激減しています。

そんな北欧も、昔は日本より虫歯の患者が多かったと言われています。そこで国が虫歯予防の政策をとり、現在の結果になったのです。

日本でも定期検診や早期発見、早期治療を掲げて虫歯の数を減らそうと頑張っていますが、どうしてこんなに違うのでしょうか。

それは日本の虫歯予防の指導が、歯磨きの仕方や歯石除去などに留まっていたことが原因ではないかと考えられています。もちろん、正しい歯磨きのやり方は予防の一番大切なポイントであることに間違いはありません。

ですが現在、最も新しい予防は口内の「菌質管理」にあります。その菌質管理に力をいれているのが、北欧式の虫歯予防なのです。

例えば、学校給食の後にキシリトールガムを出したり、水道水の中にフッ素を入れたりして、虫歯菌の数自体を減らすことを目指しています。その結果、スウェーデンの子どもは虫歯が少なくなったのです。

あまりピンと来ないかもしれませんが、虫歯や歯周病は「感染症」なのです。

感染症ということは、菌がいることによって感染が引き起こされる疾病です。口の中にどんな菌がいるのかによって、虫歯や歯周病になりやすいか、なりにくいかが変わってきます。

口の中の細菌の割合が確立するのは3歳ごろです。ですからそれまでの子どもへの関わり方が大切になります。

それは子どもとスプーンを共有しないなど感染経路を断つことや、お母さん自身の口の菌の質を良くしておくということです。

生まれたばかりの赤ちゃんの口の中には虫歯菌はありません。生後8ヵ月ごろ、下の前歯が生え始め、離乳食が始まった頃から感染のリスクが生じ始め、1歳7ヵ月から2

歳7ヵ月がもっとも感染しやすい時期になります。この時期を「感染の窓」と呼んでいます。

この「感染の窓」の時期に虫歯菌を入れない、定着させないことが大切です。口腔内の細菌の割合は、椅子取りゲームのようなもので、椅子の数(総菌数)は決まっています。ですから最初に善玉菌がたくさん椅子に座ってしまえば、悪玉菌の座る椅子が少なくなります。その結果、善玉菌優位の口腔内環境になるのです。

また、一度確立された細菌の割合は、基本的に一生変わることがありません。よってその人個人が持つ虫歯や歯周病のリスクの大きさは、この時期に決まるといっても過言ではありません。

悪玉菌に感染する時期についても、できるだけ感染を遅らせることが大切です。2歳前に感染すると、その後の虫歯の発症率や、重症度が高くなります。フィンランドでは、母親から子どもに虫歯菌を感染させないということに注力した結果、大幅な虫歯減少に成功しました。

子どもの虫歯予防は、妊娠したらすぐに始めることが良いでしょう。では具体的にどうすればいいのでしょうか。

感染経路を断つという意味では、離乳食が始まる時の注意事項として、噛み与えをしない、同じスプーンや箸を共有しないということが重要です。

唾液を通して大人の口の中にいる虫歯菌を赤ちゃんの口の中に入れないようにします。砂糖の摂取にも注意が必要です。虫歯菌が定着する時期に、口の中に砂糖がたくさんあると虫歯菌の定着促進因子となってしまいます。

お母さんの口の中のケアも大切です。赤ちゃんに虫歯が移らないように、お母さんの虫歯菌を減らし、菌質管理をしていきましょう。

セルフケアの基本
歯磨きの目的や効果とは

毎日2回、歯磨きをしていると、1年間で730回歯磨きをしている計算になります。自分の年齢で数えるととんでもない回数になりますし、かなりの時間を費やしていることになります。ですが、歯磨きの方法が間違っていると、時間は無駄になってしまい虫歯と歯周病のリスクは上がるばかりです。

そこで、どうして歯磨きをするのか、どんな効果があるのかを、考えてみましょう。

まず、歯磨きは歯垢を取り除くことが目的です。歯垢は生きた細菌の塊で、虫歯や歯周病の原因になります。水に溶けにくく、歯の表面にくっついているため、うがいでは取り除くことができません。そのため、歯ブラシで磨いて落とす必要があります。

次は歯磨きの効果についてです。歯磨きの効果はいくつかあります。

①歯肉炎を治すことができる

歯肉炎は、歯と歯ぐきの境目についた歯垢が原因で、歯肉が赤く腫れ、歯磨きの時に血が出てしまいます。大人だけでなく、子どもも発症します。

原因は歯垢とわかっているので、正しい歯磨きで歯垢を取り除けば改善していきますが、放っておくと歯周病へと進行してしまいます。

②歯の表面に付いた虫歯菌を取り除く

虫歯はいくつかの条件が重なるとできてしまいます。

その中でも一番の原因が、歯垢の中に住み着いたミュータンス菌やラクトバチラス菌によるものです。これらの菌が糖を栄養にして酸を出し、歯を溶かし穴をあけて虫歯になります。それを防ぐため、歯ブラシで1日2回から3回、取り除きましょう。

③歯周病の治療になる

歯周病は細菌感染から、歯を支えている組織がダメージを受ける病気です。ですから、歯周病の治療は口の環境を改善していくことから始めます。歯磨きによって、どれだけ細菌を減らせるかが歯周病治療の鍵となり、唯一自宅でできる治療法となります。

④口臭を防ぐ

歯垢は不快な臭いやガスを出す細菌の住みかです。歯垢を歯磨きで取り除くことが口臭予防の一つです。

⑤インフルエンザ予防にも効果的

最近、インフルエンザの予防に歯磨きが効果的だと、様々な報告がありました。中には発症率が10分の1に減った例もあります。

口の中にはウイルスの侵入を防ぐ粘膜があります。それを守っているタンパク質の膜を、歯磨きをすることで守り、結果的にインフルエンザの予防につながるわけです。タンパク質の膜は、歯垢などから発生する酵素に破壊されやすいのです。

更に、朝食前の歯磨きは、就寝中に繁殖した細菌を飲み込んでしまうことを防げます。

賢い歯ブラシの選び方

自分に合った歯ブラシを選ぶことは、正しく歯を磨くことと同じくらい重要です。あなたは今、どんな歯ブラシを使っていますか？

まず、多くの歯科医院で推奨している歯ブラシはコンパクトタイプです。細かく分けますと、

・ブラシが3列のもの
・ヘッドがコンパクトなもの
・ブラシは「やわらかめ」から「普通」のもの
・グリップがまっすぐでシンプルなもの

今使っている歯ブラシと比べてみてください。もし、歯科医のおすすめする歯ブラシが合わなかったらどうしたら良いでしょうか。ご自身の歯や、毎日歯磨きしている時のこ

とを思い浮かべてみてください。

①歯磨きをしていて痛い場合歯ブラシはやわらかめを選びましょう

歯肉炎や歯周病で歯肉が腫れていて、歯磨きをすると痛い場合は、やわらかめのブラシにしましょう。きちんと全体を磨くことが大切です。痛いからといって磨かないでいると、ますます悪化してしまいます。

②歯肉炎による出血や、歯周病の場合は毛先が細いものを選びましょう

歯肉炎で出血がある人や、歯周病の人は歯と歯肉の境目、歯周ポケットの中の歯垢を落とす必要があります。そのため、境目に入っていくような毛先が細いものを選びましょう。しかし、毛先が細いブラシは歯の表面や噛み合わせの部分を磨くには力不足です。ブラシが密なタイプか、基本の歯ブラシと併用して歯磨きをすることをおすすめします。

③歯磨きが苦手な方、高齢の方、効率よくきれいに磨きたい方

やわらかめでブラシが密な、幅広ヘッドのブラシを選びましょう。力を入れてもやわらかめならば歯肉に傷がつきにくく、幅広のため、短時間で効率よく歯垢が落とせます。最近は持ち手のグリップにも工夫がされているものがあります。電動歯ブラシも効果的だと思います。

④時間がない方、歯磨きが苦手な方、着色しやすい方

電動歯ブラシを選んでみましょう。様々な種類があり、ほとんど自分で動かす必要がないので、楽に短時間で歯垢の除去ができることが魅力です。ですが長い間同じ歯に当てたままにしたり、誤った使い方をすると歯が削れてしまったり、歯肉が傷つくこともあるので気をつけましょう。

⑤親知らずや歯が重なっている部分がある方

ワンタフトブラシを仕上げに使ってみましょう。生えかけの親知らずや、歯が重なって磨きにくい部分、そして裏側の歯肉の境目を磨くことに最適です。また、ペンタイプなので使いやすいのも魅力的です。

さて、歯磨きの指導をしていると「電動歯ブラシで磨くのと手で磨くのとではどっちがきれいに磨けるのですか?」と、患者さんから聞かれることがあります。

多くの研究や実験がおこなわれ、電動歯ブラシを使った場合と手で磨いた場合とでは、歯垢除去の効果には大差がないという結果が出ています。

ですから電動歯ブラシにこだわるあまり、機械で磨いているという安心感から磨き方が雑で短時間になってしまうことの方が危険です。

もちろん、電動歯ブラシの歯垢除去効果はブラッシング方法、時間、機種によって違ってきます。

特に加圧の仕方やブラシの歯への当て方、磨く時間で変わってきます。

電動歯ブラシの選び方の基準としては、「ブラシ(毛先)がきちんと歯の表面に当たり、しっかりとグリップが自分の手で握れること」「ブラシの毛先が歯の隙間や、歯の隣接面に入り込むもの」がおすすめです。

電動歯ブラシの利点と欠点は次の通りです。

〈利点〉

・ブラッシング時間が短くてすむこと

・歯と歯の隙間、歯と歯茎の間の歯垢を簡単に落とせること

・手指に障害や麻痺があったり、高齢で磨きづらい人に有効

〈欠点〉

・歯や歯茎を傷つける恐れがあること（強く押し付けたり乱暴に扱ったりしないと覚えておいてください）

また、電動歯ブラシの種類の中で超音波ブラシがあります。こちらは歯磨きの効果にプラスして傷の治りを促す治癒効果や歯肉のマッサージ効果があります。

以上のことを踏まえて、正しい使い方でしっかり磨くように心がけたいものです。

何かをしながら歯磨きをする「ながら磨き」のすすめ

歯を磨いているのと、きちんと磨けているのは全く違います。歯を磨けているというのは、歯垢がしっかり取れていることを言います。

歯垢は生きた細菌のかたまりで、虫歯や歯周病の原因になります。乳白色で歯と同じような色をしています。歯磨きの後、舌で歯の表面を舐めてみて、ヌメッとしていたらまだダメです。歯垢をしっかり除去するには、それなりに時間がかかります。

洗面所で立ったまま歯磨きをしていると、それがたとえ1分間だとしても長く感じてしまいますよね？

そこで、おすすめしたいのが「ながら磨き」です。テレビを見ながら、お風呂につかりながらする歯磨きは、のんびりとゆっくりと行なうことによって、普段は触らないような奥歯の裏などに気付くことも多いのです。では、正しい歯磨きの方法を説明しましょう。

歯磨き［基本編］

Point1

歯ブラシの毛先を歯と歯ぐき（歯肉）の境目、歯と歯の間にきちんと当てましょう。

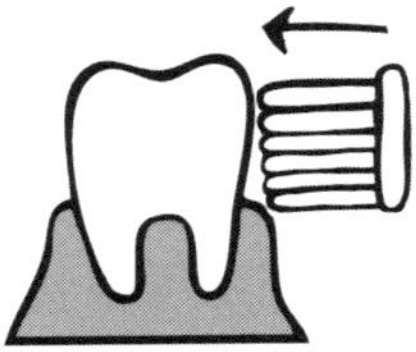

Point2

歯ブラシの毛先が広がらない程度の軽い力で1カ所を20回以上、歯並びに合わせて歯磨きしましょう。

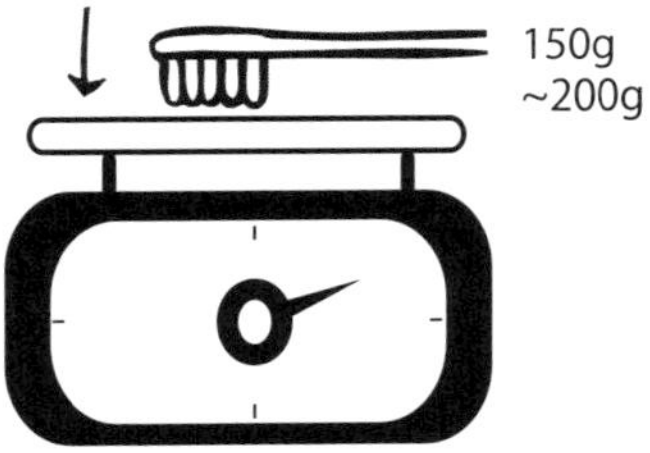

Point3

5 ～ 10mmの幅を目安に小刻みに動かし、1 ～ 2本ずつ磨きましょう。

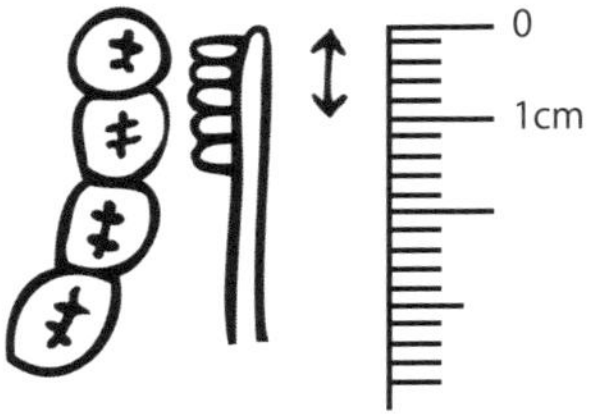

参考：ライオンホームページ

歯磨き［応用編］

Point1 歯並びが悪くデコボコしている歯は1本1本に歯ブラシを縦に当てて毛先を上下に細かく動かしましょう。

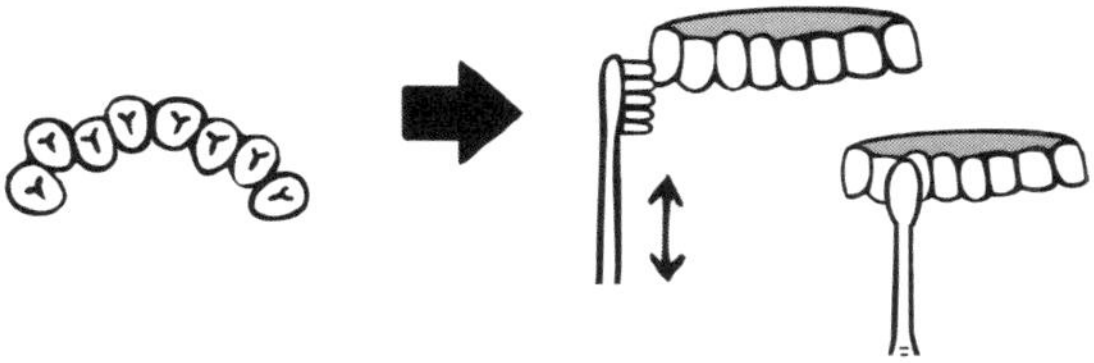

Point2 奥歯にある背の低い歯に対しては、歯ブラシを斜め横から入れて、細かく動かしましょう。

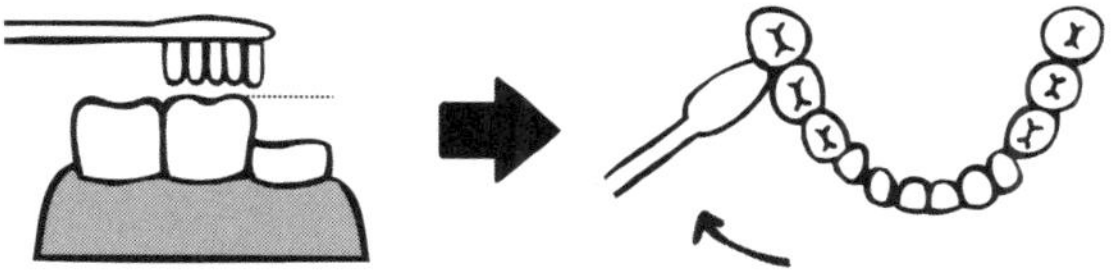

Point3 歯ぐき（歯肉）に対しては45度の角度に毛先を当てて歯ブラシを5mm幅程度で動かしましょう。

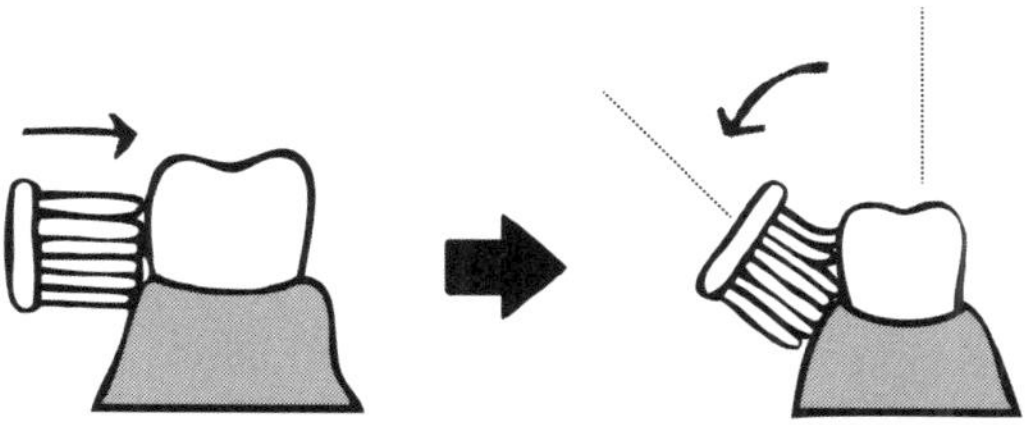

参考：ライオンホームページ

歯磨きでは歯垢をしっかりと取り除くことが重要です。

そして歯垢がつきやすいところがあります。「歯と歯の間」「歯と歯ぐきの境目」「噛み合わせの面」などは歯垢が付きやすいので、しっかりと意識して磨きましょう。

また、歯垢が残らないように、歯磨きで気をつける歯や、自分の歯自体に丸みがあることをイメージしながら磨いていくこともポイントです。

自分の歯でも、歯垢が残りやすいところをチェックしてみましょう。

・歯と歯の間
・奥歯の噛み合わせ
・歯と歯ぐきの境目
・歯並びがでこぼこしている所
・生えている途中の歯
・根元の露出している犬歯

歯ブラシは毛先が開くと歯にきちんと当たりにくくなり、効果的に歯垢が落とせません。

歯ブラシは1ヵ月に1本を目安に交換しましょう。

また、人によって歯の形や歯並びは違います。自分の歯に合った形や硬さの歯ブラシを使うことも大切です。歯ブラシの後でデンタルフロスを使うと、歯垢の除去率が約30％アップします。歯ブラシ以外のアイテムも組み合わせて歯垢をしっかり除去しましょう。

そしてなにより大切なのが「食べたら歯磨き」の習慣です。

飲食後は細菌が糖分を使って酸を作り出します。歯の表面が酸性になり、カルシウムやリンなどのミネラルが溶け出してしまいます。それを防ぐために、「食べたら歯磨き」の習慣をつけ、特に夜は丁寧に磨くようにしましょう。

寝ている間は唾液が少なくなり、口の中の自浄作用が低くなるので細菌が繁殖しやすくなるのです。

自分にあった歯磨き粉の選び方

ドラッグストアなどで何種類も歯磨き粉が並んでいると、いったい自分にはどれが合っているのか悩んでしまうことはないでしょうか。

そもそも、今使用している歯磨き粉はあっていますか？　歯磨き粉の選び方は、虫歯予防をしたい人、歯周病予防をしたい人で選ぶポイントは変わります。

それぞれの口の状態にあった歯磨き粉の選び方のポイントをお伝えしましょう。

まずは「虫歯になりやすい人」におすすめする歯磨き粉の選び方です。

①フッ素の濃度が950PPm以上含まれているもの

虫歯予防にフッ素は欠かせません。日本で販売できるフッ素濃度は1000PPm以下とされています。フッ素の濃度が濃いほど虫歯予防の効果が期待できます。

②発泡剤が入っていないもの

発泡剤が入っているとブラッシングすることによって口の中に泡があふれて磨きにく

くなってしまいます。また、泡立つことによって歯を磨けたと錯覚し、磨き残しが多くなってしまうこともあります。

③研磨剤が少ない

頑固な歯垢や着色を除去するには研磨剤が多く入っていたほうが効果が高いのですが、あまりたくさん入っていると歯の表面に細かな傷を付けてしまい、着色しやすい歯になってしまいます。

次に「歯周病が気になる人」におすすめする歯磨き粉の選び方です。

①研磨剤が入っていない

研磨剤は歯の表面の着色を落とすための成分なので、歯周病などで歯ぐきが弱っている場合には必要のない成分です。

②薬用効果のあるもの

歯周病の方は歯石や歯垢によって歯ぐきが炎症を起こしています。歯ぐきが弱ってしまっているのです。歯ぐきの血行をよくする成分(酸化ナトリウムなど)が含まれているものを選びましょう。

歯間ブラシを使ってみましょう

歯間ブラシを使っている人は少ないのではないでしょうか。歯間ブラシは歯にとって重要で、虫歯や歯周病予防にとても効果を発揮します。

ここで歯科医が歯間ブラシをおすすめする理由をご説明しましょう。

①歯ブラシでは取れない歯垢が取れる

実は歯ブラシだけでは歯垢が約61％しか落とせていないのです。歯ブラシでは落とせない歯と歯の間を、デンタルフロスで79％、歯間ブラシで85％落とせるようになります。残りの15％～20％は歯医者でクリーニング（PMTC）することが必要です。

特に歯ぐきが下がり始める30代以降はデンタルフロスよりも歯間ブラシがおすすめです。

②根元の虫歯を予防することができる

歯ぐきが下がってくると、歯の根元の部分が見えてきます。この部分は象牙質といってエナメル質よりも約3倍虫歯になりやすいのです。

歯間ブラシをすることによって、特に根元の歯垢が取れるために虫歯予防に効果的です。

③口臭をチェックできる

歯間ブラシを通した後、臭いを嗅いでみてください。歯の間に溜まった歯垢は口臭の原因です。

歯と歯の間を掃除するならデンタルフロスもあります。ですが、歯間ブラシを使った方がいい方もいらっしゃいます。次のAからCに当てはまる方です。

A：歯と歯の間の隙間が広い方

歯周病や加齢によって歯肉が下がると、歯と歯の間に隙間が開いてきます。隙間があるとそれだけ歯垢が溜まります。両サイドを歯間ブラシで一緒に磨いた方が効果的に歯垢を取り除くことができます。

B：ブリッジが入っている方

歯間ブラシで歯の根元を磨くことで、ブリッジの下の部分を清掃することができます。

C：デンタルフロスが苦手な方

デンタルフロスは汚れの取り方にコツが要ります。しかし歯間ブラシは歯と歯の間に入れるだけなので、比較的楽に使用できます。

※虫歯のリスクが高い方はデンタルフロスが必要です。隙間がない方、過去に歯と歯の間の虫歯治療の経験がある方はデンタルフロスを使った方が効果的です。

舌ブラシを活用して口臭予防

毎日どれだけきちんと歯を磨いていても、歯磨きだけでは当然ながら舌の汚れは落とせません。歯はきれいなのに、舌は白く汚れているということはありませんか？

舌の汚れ、舌苔は口臭の原因の一つでもあり、舌中央部から奥にかけて付着した黄白色の沈殿物です。その正体は食べかすや、剥離上皮細胞、死滅した細菌、血球成分を含むタンパク質です。それを嫌気性菌である歯周病菌が分解し、口臭の原因物質である硫化水素（卵の腐ったような臭い）を発生させます。その舌苔を除去する道具が舌ブラシです。

舌ブラシの使い方は、舌をできるだけ前に突き出し、舌の奥から前方に向けて力を入れず、軽い力で掻き出すように動かします。基本的に1日1回以上は使用しないでください。

舌ブラシの使いすぎは舌の細胞などを傷つけてしまい、かえって口臭が強くなったり、ひどい場合は味覚異常が起きる場合もあります。また、使用後歯ブラシをきれいに洗浄して、風通しの良いところで保管してください。

専門医がすすめる！ケア製品の上手な選び方

歯ブラシや歯間ブラシ以外にも多くのケア製品があります。ここでは歯科医の視点からおすすめの製品や効果的な使用法をご紹介しましょう。

洗口液

食後や、歯磨きの仕上げ、寝る前に口に含んですすぐだけなので手軽です。ドライマウスで口が乾燥している人は、ノンアルコールタイプをおすすめします。刺激が少なく、薬剤がしみて痛むことがありません。歯周病予防効果も期待できます。歯科医院専用製品もあります。歯科医院ならではの、海外の一流品などの品ぞろえが期待できます。

マウススプレーや、口臭ケアタブレット等

手軽に利用できる、様々な製品があります。まずはじっくり原因を調べ、しっかり治療した後に利用されてはいかがでしょうか。治療後のメンテナンスに欠かせない役割がありますので、できればキシリトール入りのものを選びましょう。

普段何気なく使っているケア製品ですが、医療の進歩で新製品がどんどん出てきています。気になる製品があれば歯科医院での定期検査の時などに、歯科医に質問してみてください。

一般的な情報から最先端のケア方法までお話しさせていただきましたが、大切なのは「続けること」です。私たちは毎日、食事をすると同時に、虫歯や歯周病のリスクを負うことにもなり、治療が済んだからといってケアを怠ると、再発を繰り返してしまいます。

そうならないためにも、歯のケアに関して何でも相談できて信頼できる歯科医がいることは、何よりも安心になります。

「歯医者さん」が気軽に行けて安心できる場所になるよう、私たちも日々、努力を重ねて行きたいと思います。

コラム

4

アンチエイジングに効果が期待されるサプリメント

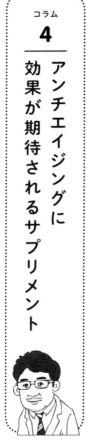

「歯と健康、若返りやアンチエイジングに効果が期待できるサプリメントはありますか？」という質問をうけることがあります。歯科医の立場からよくおすすめするのは、ビタミンCやE、コエンザイムQ10、αリポ酸、レスベラトロールなどです。

まず、ビタミンCやEには抗酸化作用があり、老化の原因でもある活性酸素から体を守ってくれる作用があります。それ以外にも、免疫力アップ、ホルモン分泌の調整、コラーゲンの生成、美白作用など幅広い効果が期待されています。

このように美容やアンチエイジングに欠かすことのできない成分です

が、毎日の食事で充分な量を摂取するのは難しいので、サプリメントで効率よく補給することが大切です。

コエンザイムQ10も、若々しさをキープするのに必要な成分で、体内でも合成されています。その合成量は20歳前後をピークとすると、年々減少していき、40歳でピーク値の約30%、80歳前後で50%以上が失われています。年齢を重ねるごと、体内で足りなくなったコエンザイムQ10をサプリメントで補充する必要があります。

さらにコエンザイムQ10にもすぐれた抗酸化作用があり、紫外線による皮膚のコラーゲンが壊れるのを抑える働きがあります。よって肌の老化を予防する働きが期待できるのです。またコエンザイムQ10の抗酸化作用は歯肉の細胞にも作用して、歯周病を改善すると言われています。

抗酸化作用と言って忘れてはいけないのが、αリポ酸です。

αリポ酸の抗酸化作用はとても強力だと言われています。水溶性のαリポ酸は体のすみずみまで行き渡り、肌の再生や美肌効果、また脳の活性化、つまり認知症防止にも効果があると言われています。

また、最近話題を集めているのがレスベラトロールです。ブドウの皮などから抽出されるエキスで、赤ワインに多く含まれるポリフェノールの一種です。

ハーバード大学の研究では、レスベラトロールが長寿遺伝子(サーチュイン)を活性化することが分かっています。

実は、どんな生物も長寿遺伝子はあるのですが、通常、長寿遺伝子は眠ったままで働くことはありません。

この長寿遺伝子は、摂取カロリーを制限すると活性化するという不思議な特性がありますが、高カロリーの食品が多い現代社会では長寿遺伝子を活性化させるのは難しいとされていました。

このレスベラトロールには長寿遺伝子のスイッチを入れる作用があるので、細胞の老化を防止し、若さを保ち、メタボリックシンドロームや認知症を予防する効果があると言われています。

ここでご紹介した成分を効果的に摂取することで、より健康で若々しい生活を手に入れてみてはいかがでしょうか。

もちろん、サプリメントだけに頼るのは良くありません。

栄養バランスの取れた食事と定期的な運動、規則正しい生活習慣を心がけ、補助としてサプリメントをとるようにしましょう。

おわりに

84歳になる私の母は、今日も毎食後に30分かけて丁寧に歯間ブラシを使って歯を磨いています。

それぞれの歯に合ったサイズごとの歯間ブラシを左手5本の指と指の間に挟んで右手で歯磨きする様子は、まるで必殺仕事人のようです(笑)。

そして、先に歯ブラシを終えてテレビを見ている私にきまってこう言います。

「歯磨きをきちんとしなさい。あなた、まだ磨き方が足りないんじゃない?」

現役歯科医師の私に、です。

私は子どもの頃からずっと母にこのように言われて育ってきました。子ども時代は、うるさく思ったこともある母の「歯をきちんと磨きなさい」という教えは、今の私の歯科医としての基礎にもなっています。年齢を重ねるごとに改めて「歯の健康」をずっと保ってくれた母の愛情を実感しています。

子どもの歯の健康は親次第。本書でも繰り返し書かせていただきました。お腹にいる赤ちゃんの状態も、母親の「歯の健康」が大きく左右することは本書を読んで、ご理解いただけたと思います。

お子さんをお持ちのお母様、お父様、今からでも遅くはありません。

お子さんがきちんと歯磨きができているか、きちんとチェックしてあげてください。

正しい磨き方を教えてあげてください。そして定期的な予防処置をうけるために歯科医院に連れてきてください。

勉強やマナーと同じレベルで「歯の健康」を優先して、実践してください。

若いうちはアンチエイジングは関係ないように思えますが、毎日の歯磨きの習慣は子どもの頃から定着させることが大切です。

「歯の健康」を保つことが、母親の愛情そのものだと、どうぞ理解していただきたいと思います。

そして、できれば義務教育の間までは親がしっかり予防に関わってあげることが大切です。それまでに培った予防の習慣は大人になっても継続され年齢を重ねた時のウェルエイジングに確実に繋がっていくのです。

また本書では、最近よく聞く「ドライマウス」や「口臭」についても紹介しました。

私の歯科医院でも「ドライマウス」や口臭に悩む方々が多く来院しています。

ずっと「口臭」に悩んでいた方の原因が歯周病だと分かり、歯周病菌をすっかり除去したことで、長年の悩みから解放された方もいます。

歯科医院を「口の健康」に関して気軽に相談できる病院と位置づけていただくことで、いろいろな悩みが解消され、さらに健康に近づくことができます。

当院には1日に200人以上の患者さんが来院され、今日もたくさんの子どもたちが、当院にやってきます。

どのお子さんも「歯科医院が怖いところ」だと思っていません。

なぜなら、痛いことや怖いことをされないからです。

お母さんがしっかり、お子さんの歯を健康に導いているので、虫歯予防のために来院しているからです。

ですから当院の内装は病院らしさを徹底的に排除しテーマパークを意識した造りに

なっています。

キッズスペースには某テーマパークを手掛けた業者作成の大きな木のオブジェからの滑り台やボールプールがあり、保育士を3人常駐させ、子ども達の安全をはかりながら楽しい空間の中で予防を行なっています。

当院では子ども達の笑い声が絶えません。子どもたちの笑顔の数だけ「歯の健康」「予防の大切さ」が広がっているのだな、と嬉しく思っています。

それが私の目指す歯科医院のあり方であり、歯科医として目指すものです。

本書を出版するにあたり、現代書林のスタッフの方々には多くのお力添えをいただきました。この場をお借りして御礼を申し上げます。また、当医院に訪れる多くの患者さんたちをいつも笑顔で迎え、治療のフォローをしてくれているスタッフたちにも感謝をいたします。

最後になりますが、私の健康を今も気遣ってくれる、厳しくも優しい母、そして私の家族にも心から感謝したいと思います。本当にありがとう。

上村　英之

専門医《せんもんい》が教《おし》える
歯《は》を健康《けんこう》にして
アンチエイジングを手《て》に入《い》れる方法《ほうほう》

2016年8月17日　初版第1刷

著者　上村英之《かみむらひでゆき》
発行者　坂本桂一
発行所　現代書林
〒162-0053　東京都新宿区原町3-61　桂ビル
TEL/代表　03（3205）8384
振替00140-7-42905
http://www.gendaishorin.co.jp
デザイン　mill design studio
イラスト　ヤギワタル
編集協力　堤澄江/加藤道子/田中由希子/大倉愛子
船曳寿華/ミノシマタカコ
印刷・製本　㈱シナノパブリッシングプレス

ISBN978-4-7745-1584-7 C0047

マハロ会 かみむら歯科 矯正歯科クリニックの アンチエイジング 歯科医療の取り組み

歯科医師14名、歯科衛生士13名、歯科助手10名、歯科技工士1名、保育士3名、クリーンキーパー 3名の各分野のスペシャリスト総勢44名のスタッフが、それぞれの得意分野を生かしながら患者さんの様々なご要望にお応えすべくチーム医療として幅広く展開しています。

◎理事長(著者) 上村英之

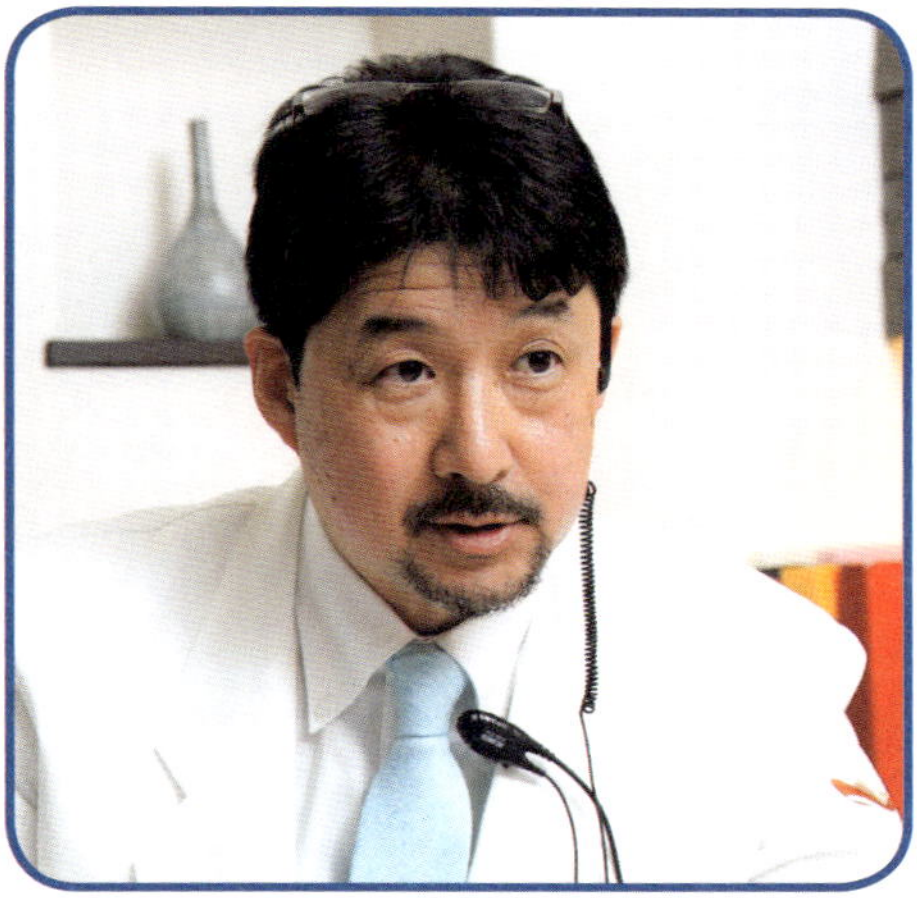

◎歯科医師 中田吉紀

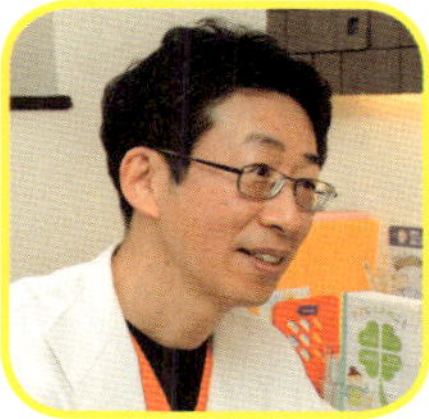

◎矯正医師 遠藤則和

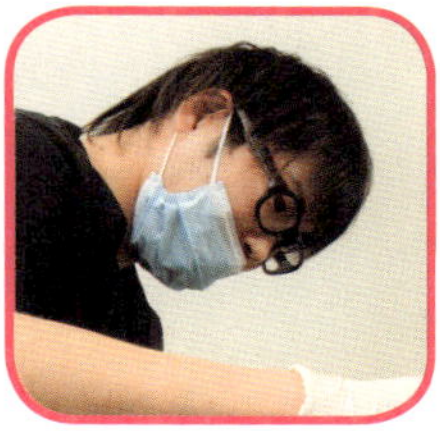

子どもから大人まで歯の健康を通じた アンチエイジングのお手伝いをしています

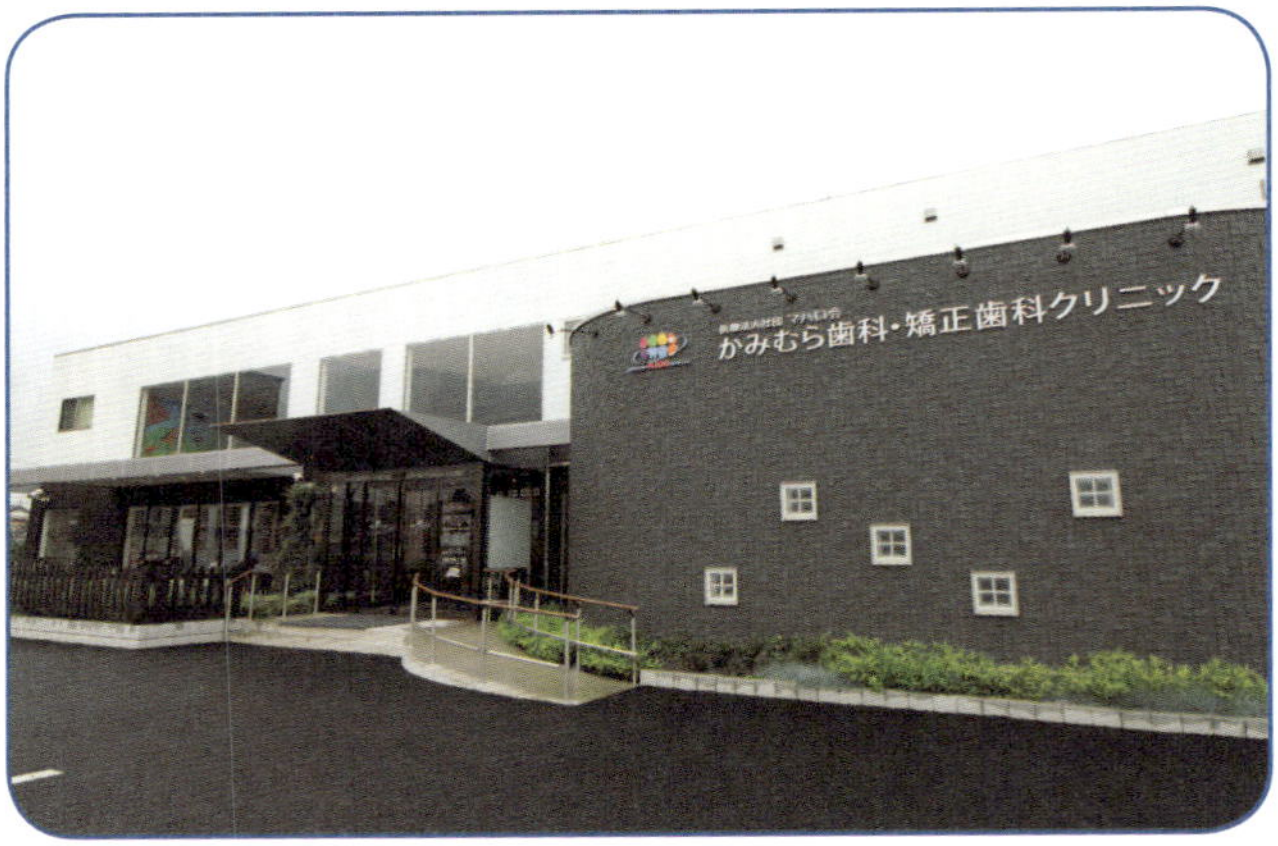

1日200人を超える患者さんが来院しています。駐車場も27台分を完備しています。

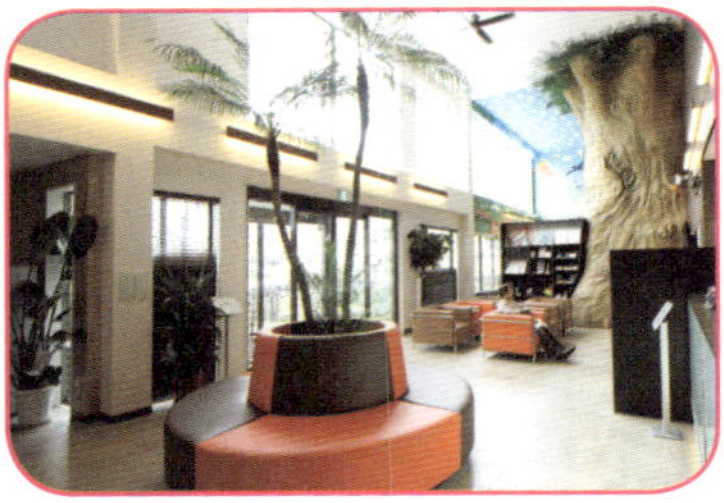

リゾートホテルをイメージしたおしゃれな待合室では心地良いアロマの香りと音響を楽しむことができます。

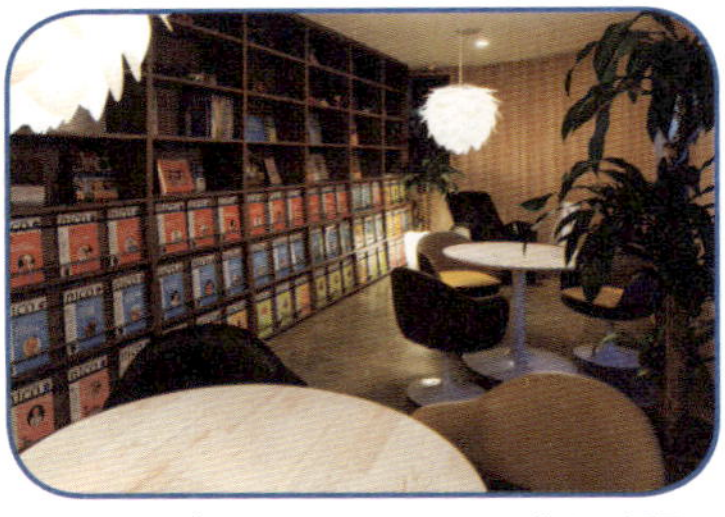

健康ライブラリーカフェでは待ち時間や治療後にコーヒーや、マッサージチェアを楽しめます。

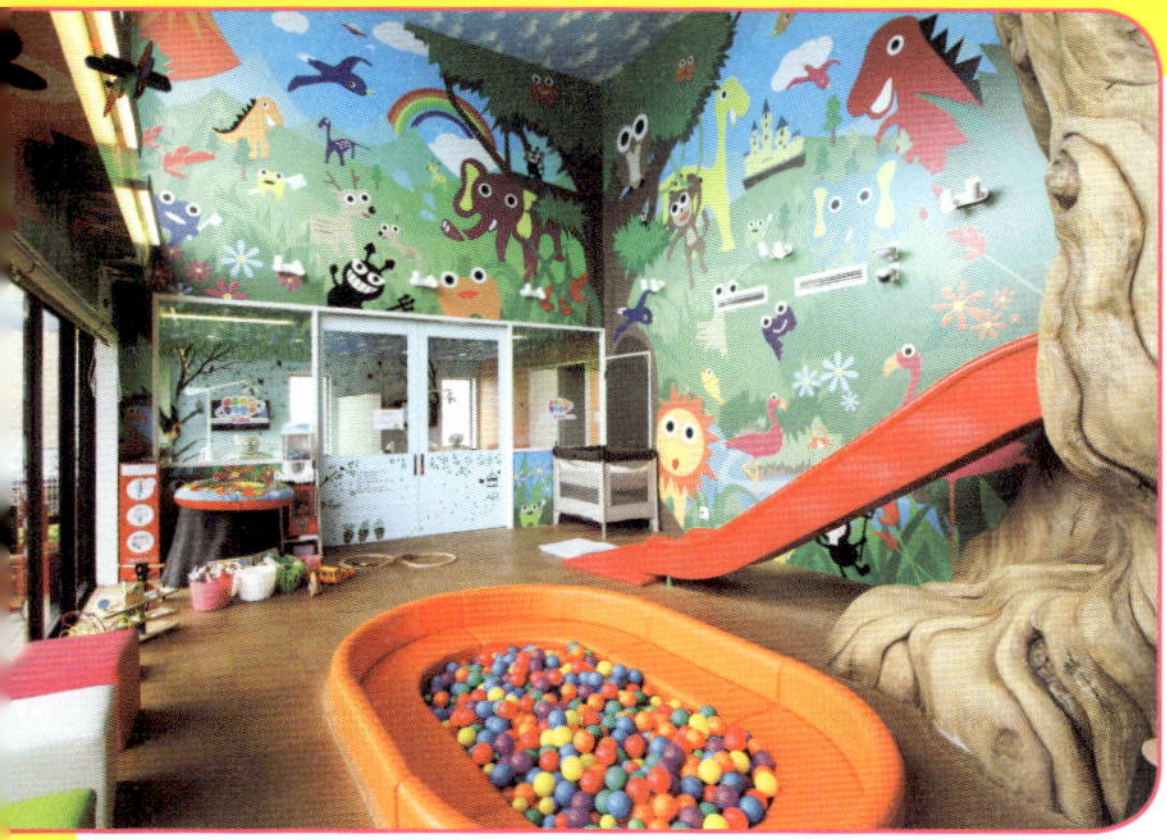

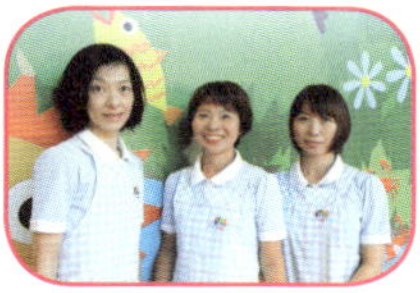

「マハロキッズランド」は子ども専用の待合室です。オブジェからの滑り台やボールプールに子どもたちは大喜び。保育士、幼稚園教諭免許を持ったスタッフが3名在籍しており、小さなお子様をお持ちのお母さんも安心して診察を受けて頂けます。

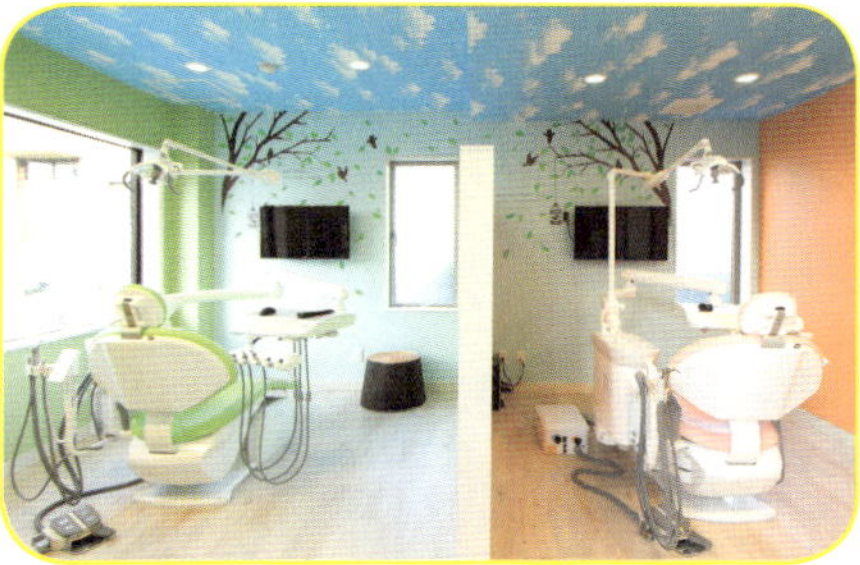

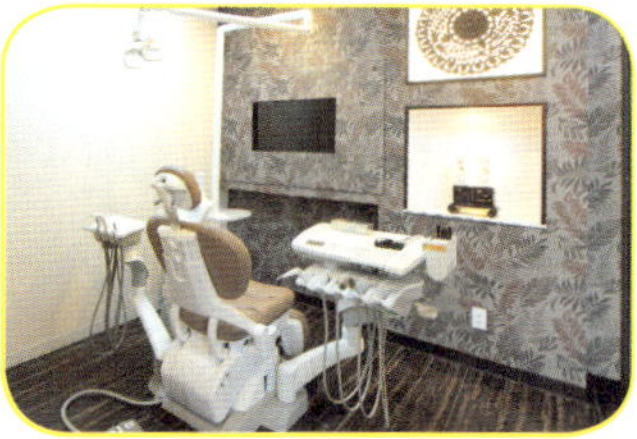

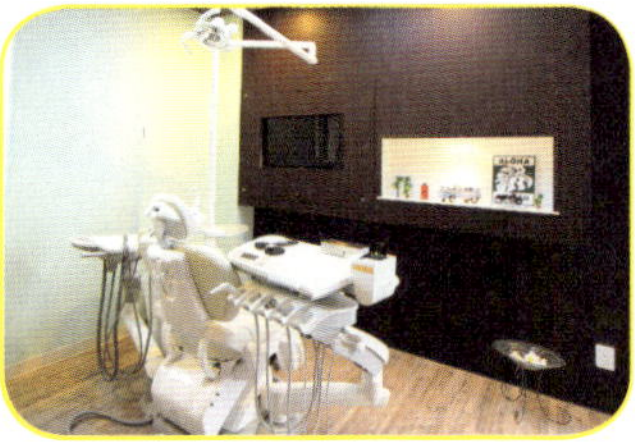

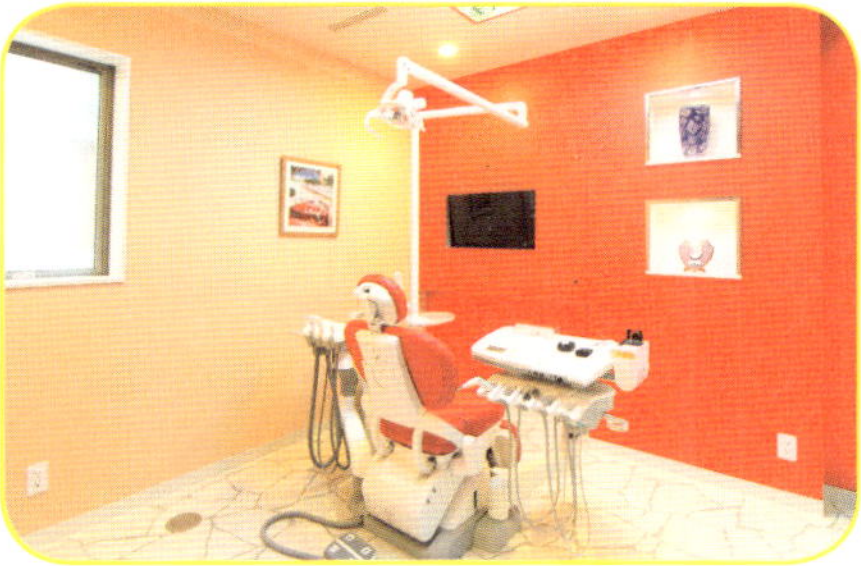

一般診療ユニット5台、メンテナンス専用ユニット4台、オペ用ユニット1台、キッズ専用ユニット2台を完備しており、診察室はそれぞれイメージの違うデザインで設計されています。

心地良さにこだわった癒しの空間で
虫歯ゼロを目指します!

歯と全身の健康・美容には深い関係があることが医学の進歩で分かってきました。健康な体を手に入れたいのなら、まずは歯科医院へ足を運びましょう。そう言っても過言ではないほど、歯と健康は密につながっているのです。歯医者は「治療」のためではなく「予防」のために行く場所だという認識を、もっと多くの方に知って頂きたいと願っています。

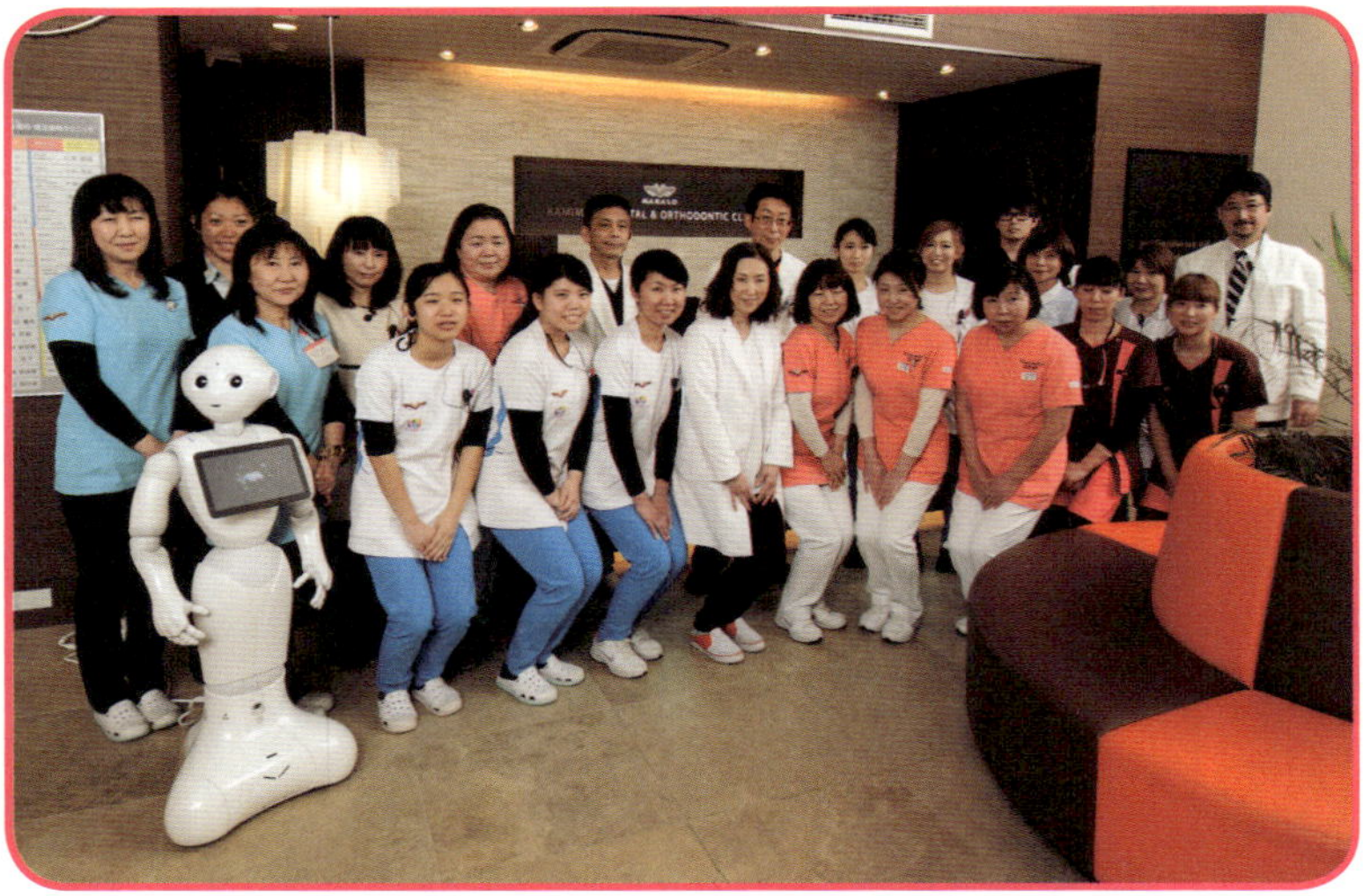

歯科医師14名、歯科衛生士13名、歯科助手10名、歯科技工士1名、保育士3名、クリーンキーパー3名というスタッフで、患者さん一人ひとりに合った最善の治療を提供できるよう努めています。